U品生活
U product life

U0385879

在家轻松做出
76道
养生料理

★ ★ ★ ★

营养均衡才能提高免疫力

宅家 **老年人**

食疗365

臧俊岐◎主编

保健食谱，四季膳食重点，一应俱全

专为老年人打造的**时令食疗全书**

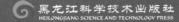

黑龙江科学技术出版社
HEILONGJIANG SCIENCE AND TECHNOLOGY PRESS

图书在版编目（CIP）数据

老年人食疗365 / 臧俊岐主编. -- 2版. -- 哈尔滨：
黑龙江科学技术出版社, 2020.5
ISBN 978-7-5719-0276-6

Ⅰ.①老… Ⅱ.①臧… Ⅲ.①老年人－食物疗法
Ⅳ.①R247.1

中国版本图书馆CIP数据核字(2019)第186553号

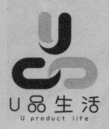

老年人食疗365

LAONIANREN SHILIAO 365

主　　编　臧俊岐
责任编辑　王　姝
封面设计　何智杰
出　　版　黑龙江科学技术出版社
地　　址　哈尔滨市南岗区公安街70-2号
邮　　编　150007
电　　话　（0451）53642106
传　　真　（0451）53642143
网　　址　www.lkcbs.cn
发　　行　全国新华书店
印　　刷　雅迪云印（天津）科技有限公司
开　　本　710 mm×1000 mm　1/16
印　　张　13
字　　数　180千字
版　　次　2020年5月第2版
印　　次　2020年5月第2次印刷
书　　号　ISBN 978-7-5719-0276-6
定　　价　39.80元

● 专家序

　　人到中年，整个生理状况、各器官的功能、心理等方面都会发生很大的变化。步入老年后，身体各器官的功能退化更明显。基于此，老年人在饮食方面的选择及安排就不能等同于年轻人，而要注意对营养的合理、适量摄取。因此，我们要根据老年人的生理特点和营养需求，把食物的特性同老年人的身体状况、消化能力等因素结合起来，进行合理安排，做到膳食结构合理、营养需求平衡，通过这样的科学养生方法，最终达到使老年人强身健体、延年益寿的目的。

　　本书将重点为大家介绍当季的蔬菜、肉类、水产、水果、谷物、干果等，详细为大家呈现每种食材的性味归经、食疗功效、选购保存、食用建议以及烹饪提示，还结合一年中重要节气的气候变化提示老年人适时调整自己的饮食结构，让老年人可以依照四季变化利用食物调和身体状况。春季阳气慢慢生发，清淡滋养是原则。夏季阳气充盛，人体流失的汗液和营养元素增多，增强体质、防暑清火是重点。秋季天干物燥，人体的平衡状态容易被打破，养精蓄锐是方向。冬季日渐寒冷，滋阴进补是良方。

此外，本书还为大家提供了每个月可参考的食疗方，辅助调理老年人的慢性病或每个月因气候变化而产生的身体问题。这些食疗方的食材或药材获取容易，一般都可以在超市、药店或医院买到。不仅如此，这些食疗方的制作方法还很简单，以炖、煮、蒸等为主，既能最大限度地保留食物本身的营养，又能保证味道的鲜美可口。

不得不说，对于老年人来说，除了吃得健康营养、养成正确的饮食习惯和健康的生活习惯外，结合身体实际情况进行适量运动也很有必要。只有这样，老年人才能拥有健康幸福的晚年生活。

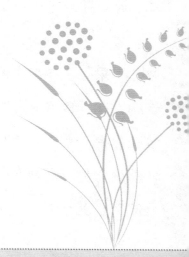

❖ 目录 · CONTENTS

Part 01
益寿饮食秘笈

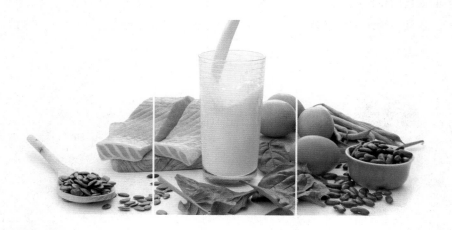

Part 02

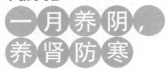

一月养阴，
养肾防寒

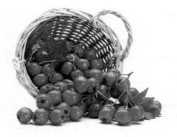

Part 03

二月生阳，
清淡滋养

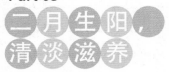

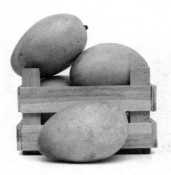

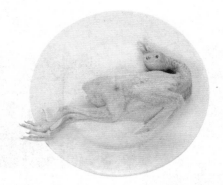

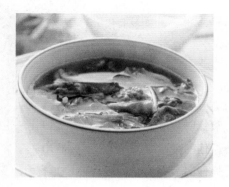
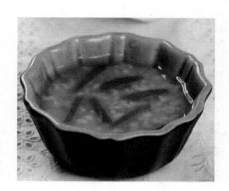

Part 04
三月养阳，护肝益脾

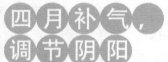
Part 05
四月补气，调节阴阳

Part 06

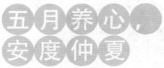
五月养心，
安度仲夏

Part 07

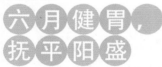
六月健胃，
抚平阳盛

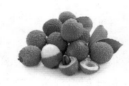

Part 08

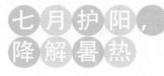
七月护阳，
降解暑热

Part 09

八月防暑，
清火养神

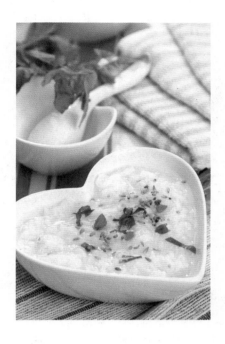

Part 10

九月润秋燥，
固阳守阴

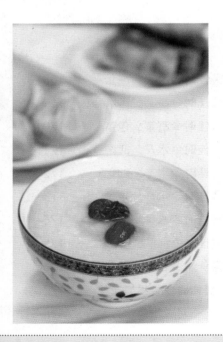

老年人
食疗365

Part 11

十月抗燥邪，保养肺精

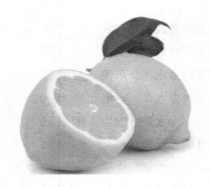

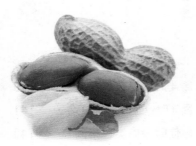

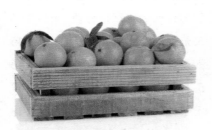

Part 12

十一月进补，养精蓄锐

Part 13
十二月藏精，动静结合

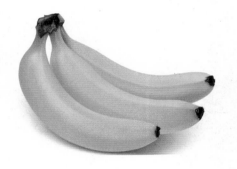

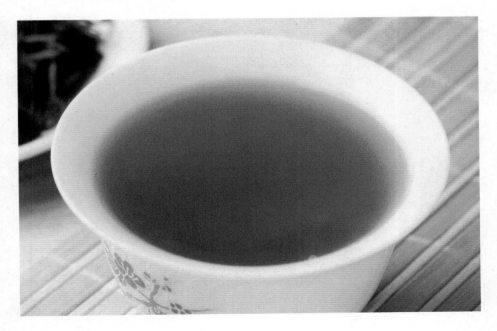

Part 01
益寿饮食秘笈

要想获得健康，延年益寿，

必须先懂得"吃什么，怎么吃"。

吃什么决定了进入体内的营养种类

是否齐全，

而怎么吃则关系到吃的方法

是否会对身体造成伤害。

老年人牙齿咀嚼功能越来越差，

消化吸收能力也变差，

良好饮食习惯的培养就显得更为重要。

1. 养成健康的饮食习惯

> 　　不管是老人还是小孩，抑或是年轻人，饮食习惯对健康的影响是长期且根本性的。老年人由于体质变差，养成良好的饮食习惯就显得更为重要了。

　　形成健康的饮食习惯，重要的是要做到定时定量、少吃多餐、低油低盐、少荤多素这四点。

　　首先，我们应当了解一日三餐的科学进食时间：早餐6:00~8:00，午餐11:30~12:30，晚餐18:30~19:30。每餐相应地也有分量的分配，按照各餐所占总能量的百分比计算：早餐为20%~30%，午餐为30%~40%，晚餐为30%~40%。

　　需要特别注意的是，早餐对上午乃至整天的身体状态和精神状态都很重要，不吃早餐还可能造成胃炎或胆结石等疾病。晚餐不能吃太晚，尤其是不能拖到睡前才吃。入睡之后所有器官进入休息状态，如果消化系统还在拼命工作，容易出现胃炎、反流性食管炎等疾病。

　　除了定时，老年人在饮食上还需定量，不可暴饮暴食。老年人活动量少，消化功能差，胃肠道肌肉张力低，胃液分泌少，吃得过饱，尤其暴饮暴食，会造成消化不良，使腹部发胀，膈肌上升，会使心肺活动受限，增加心肺负担。

　　低油低盐和少荤多素不但是慢性病患者的基本饮食要求，也是健康的人预防慢性疾病的良好饮食习惯。

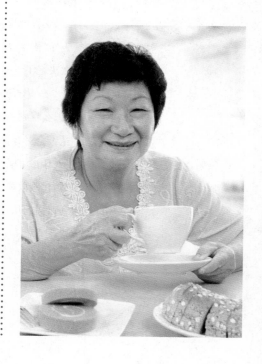

表1-1 老年人健康饮食习惯表

饮食习惯	操作方法	意义
定时定量	早餐：时间6:00~8:00，占总能量的20%~30%； 午餐：时间11:30~12:30，占总能量的30%~40%； 晚餐：时间18:30~19:30，占总能量的30%~40%	人体的各个器官都有相应的生物钟，不同的时间段有相应的生理特点。胃液的分泌也是如此。左栏给出的时间段是胃液分泌比较旺盛的时候，这个时候进餐更利于消化吸收
少吃多餐	将一日三餐的食物量分一些到餐间食用。 早餐：6:00~8:00，20% 上午茶：10:00左右，10% 午餐：11:30~12:30，30% 下午茶：16:00左右，10% 晚餐：18:30~19:30，20% 夜宵：20:30左右，10%	中老年人由于消化吸收能力变差，食量也减少。少吃多餐有利于减轻胃肠的负担，提高消化吸收的效率，更好地满足一天的营养需求；对于糖尿病患者来说，还能够降低血糖
低油低盐	低油：减少烹调用油，烹饪时可用口径较小的油壶来控制用油量。每个成年人每天食用油的推荐摄入量是20~30毫升。 低盐：平时烹调要尽量少放盐，每个成年人每天盐的推荐摄入量应小于6克	过多的脂肪摄入容易导致能量过剩和脂肪堆积，而摄入过多钠盐容易升高血压和损伤肾脏，因此低油低盐饮食可以降低肥胖症、高脂血症、高血压、肾炎等慢性病的发病率
少荤多素	根据中国居民平衡膳食宝塔（2016版）推荐的各种荤食和素食的分量，荤食总量和素食总量的比例约为2:5，通俗地说，我们每吃两口肉，需要再吃五口的蔬菜、水果和米饭，才能维持营养平衡	荤食一般都具有高脂、高胆固醇、高蛋白的特点，因此吃荤过多容易导致高血压、糖尿病等慢性病，而素食里面则含有很多具有降血压、降血糖等作用的营养物质

2. 温柔对待我们的胃

> 要想吃得营养健康，先要学会选购食材，就是要知道自己该吃什么。更重要的是，要吃温度适中、软硬适中的食物，这样才能避免对胃造成各种伤害。

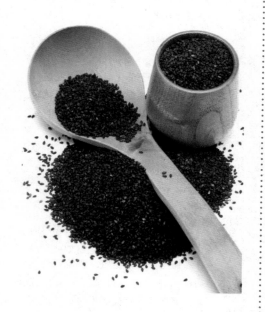

中医认为，胃是比较娇嫩的脏器，有喜温恶寒的特点。现代医学也发现，胃含有丰富的感觉神经，受不了强烈的冷、热、辣等刺激，比较坚硬和干燥的食物也难以消化。所以，老年人平时应少吃过冷、过热的食物和过于干燥坚硬的食物，尽量吃熟透、软糯、易消化的。

食用温度过低的冰冻食物，会导致胃黏膜血管收缩，减少胃液的分泌而影响消化。中医也认为，吃的食物过于寒凉会损伤脾阳，导致脾胃的运化传导功能失常，容易引起胃痛、呕吐、腹泻等症状。

食物的温度过高，对身体的危害也不小。最直接的伤害是会烫伤口腔黏膜、舌头、食管等部位，而且长期吃烫食不但会导致口腔烫伤，引起口腔溃疡，还容易引起食管炎，严重时还会导致食管癌。

所以说，我们吃的食物既不能太冷，也不能太热，吃温度接近人体体温的食物最好，即25~40℃。夏季可以吃与室温相同温度的食物。平时，吃进嘴里的食物，其温度比自己身体稍温热一些即可。

对于老年人来说，由于其咀嚼食物能力和消化吸收功能的下降，了解哪些食物不易消化是很重要的。下面我就向大家介绍一下这些食物。

表1-2 不适合老年人的食物

食物类型	食物举例	图片展示
质地较硬而难以咀嚼的食物	生长的时间较久、含有粗纤维较多的蔬菜，以及烧烤食物等	
含脂肪较多的食物	肥肉、油炸食物、奶油等	
高糖分的食物	甜点、蛋糕等	
寒凉的食物	冷饭，煮熟后放凉的土豆、芋头等，冰淇淋等	
未煮熟的食物，尤其是肉类	未熟透的牛肉、含有生鱼片的寿司等	
本身难以消化的食物	糯米、芋头、未加工的豆类等	

　　老年人应当尽量少吃或避开以上食物，尤其是患有消化系统疾病的老年人，以免引起消化不良。

3. 尽量保留食物的营养

> 我们吃食物的目的是为了获得其中的蛋白质、糖类、维生素等营养物质，但是不同类型的食物有不同的营养价值，有些营养物质很容易在处理、烹调和保存的过程中被分解掉。所以，为了减少营养的流失，我们要懂得正确处理、烹饪和保存食物。

烹制菜品前的洗菜切菜工序是很有讲究的。蔬菜先洗后切所保留的营养远远大于先切后洗所保留的营养。切菜时不要切得太细，这样会导致营养的不必要流失。而且蔬菜的营养成分大都集中在皮下，皮不食用的蔬果只要表面无污染，都不应去皮食用。

菜品的烹调方法有很多。最近国外一项研究表明，蒸、煮的烹饪方法能更大程度地保留食物的营养，而

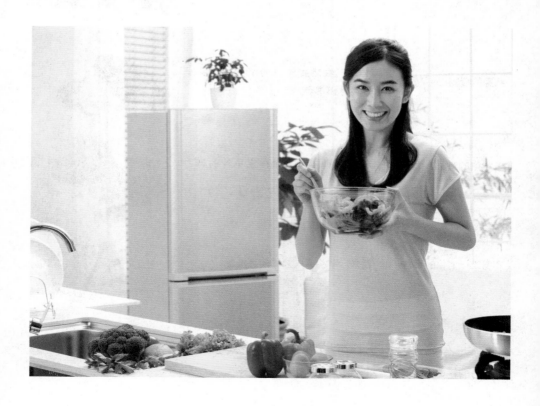

煎、炸、熏的方法则不然。因此，专家建议尽量采取蒸、煮的方法烹饪食物。老年人更应该如此。

烹调时，现切现烹能降低营养素受氧化的可能；用旺火急炒的方法能缩短菜的成熟时间，降低营养素的损失率。蒸煮的时候要盖好锅盖，防止溶于水的维生素随水蒸气流失。也不要把菜煮得太烂，煮到菜变软即可。尽量少腌少熏，腌的时间长短同营养素损失大小成正比，时间越长，B族维生素和维生素C损失越大。忌用碱，碱能破坏蛋白质、维生素等多种营养素。炖汤的时候，记得要用小火慢熬。炖汤和水煮的方式类似，炖能使食物营养素流进汤中，营养素很容易被人体吸收，而且食物经过炖之后，蛋白质、膳食纤维等营养也会变得比较容易消化。不过，就像水煮一样，高温、长时间炖煮容易破坏食材中的B族维生素和维生素C。另外，蔬菜、水果、坚果类的食物，可以生食的，多采取洗净生食的方式，这样可以摄取较多的营养。

不同的储存方式也能直接影响到食物营养素的保留。有些食物需要密封保存，而有些则不用；有些食物适宜放冰箱保存，而有些食物放冰箱则容易腐烂。这都是需要大家多多了解的。

TIPS

食物的储存方式

● 已经成熟的水果蔬菜：应裹上保鲜膜分开放入冰箱冷藏（热带水果除外）。

● 生肉海鲜：洗净，用保鲜袋装好放入冰箱冷冻。（有内脏的要先掏出内脏。如果已经解冻，不宜再次放入冰箱。）

● 干果干货：都要完全晾干。不同干果要用小袋分装好放进冷藏室。干货储存在袋子中，取出食用量后将口封好，远离潮湿的地方。

4. 食材挑选讲营养

> 　　要想吃得营养健康，先要学会选购食材。选购食材有一个比较重要的原则，即尽量选择高新鲜度、高纤维素、高蛋白质的食材，粮食要多选择粗粮，少选择细粮。

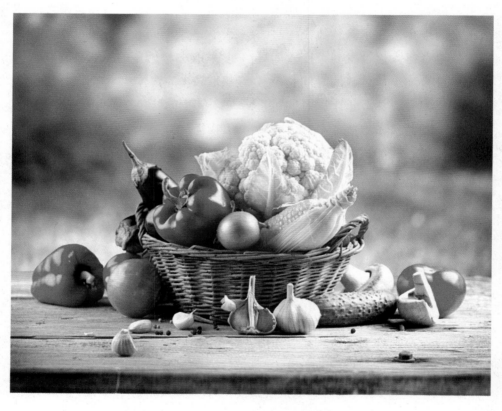

　　食材新鲜是选购食材的基本要求，《中国居民膳食指南》也建议要"吃新鲜卫生的食物"。对于初级农产品来说，只有新鲜的才含有较多的蛋白质、脂类、糖类和维生素。不新鲜的食物会因为储存时间太长或运输、储存不当造成腐烂、萎蔫等现象，食物里面的营养物质（尤其是蛋白质、脂类、糖类和维生素）被分解损失掉，使营养价值降低。腐烂的食物还会产生有害物质而不能食用。

老年人便秘是比较普遍的现象，更有甚者出现消化道癌症。主要原因是所吃食物中缺乏膳食纤维。在很多人的传统印象中，只有鱼肉蛋奶才是高级的营养食物，而蔬菜水果是没什么营养的。所以，很多人只知道大鱼大肉地吃，而忽略了蔬菜水果的食用。尤其是中老年人，觉得自己人生很短暂了，要多吃点儿肉犒劳自己，结果导致经常便秘。高纤维的食物除了蔬菜水果，还有玉米、燕麦、荞麦、高粱一类的粗粮。

食物的蛋白质含量是衡量食物营养价值的重要指标，中老年人因为异化作用大于同化作用，体内的组织蛋白渐渐地分解丢失，因此要特别注意补充蛋白质。应尽量选择富含优质蛋白的鱼、瘦肉、蛋类、奶类和豆类等食物。

老年人还要注意多吃粗粮，少吃细粮，这有很重要的保健价值。因为粗粮保留的营养物质比较齐全，细粮却丢失了胚芽、糊粉层的很多矿物质（钙、镁、铬等）和维生素（维生素B_1、维生素B_2、维生素E等）等营养物质，还缺乏膳食纤维。其中，矿物质铬是协助胰岛素发挥作用的重要物质，缺铬容易导致糖尿病。缺维生素B_1容易导致脚气病，缺维生素B_2则容易引起口腔生殖系综合征。这些都是老年人容易高发的疾病。因此，老年人一定要多吃粗粮，不能只吃细粮。

表1-3 老年人高营养食物表

食物类型	作用	食物举例
新鲜食物	保留足够的蛋白质、脂肪、糖类和维生素	所有的初级农产品，包括蔬菜、水果、菌菇类、藻类等
高纤维食物	预防便秘和消化道肿瘤	蔬菜、水果、菌菇类等
高蛋白食物	减缓组织蛋白的流失，延缓衰老	鱼、肉、蛋、奶、豆类等
粗粮	预防便秘、糖尿病、脚气病以及口腔生殖系综合征等	高粱、玉米、荞麦、燕麦等

老年人
食疗365

5. 科学喝水有讲究

> 每天喝足量的水是很有必要的。水不仅是构成人体的重要成分，还参与体内的所有生化反应、营养物质和代谢产物以及毒素的运输、体温的调节、润滑肠道、预防便秘等，可见喝水与健康息息相关。那么，怎样科学喝水才能发挥水的最大功效呢？

❀ 人体中的水

水是人体细胞中的重要组成部分，总含量约占65%。而且，在人体的所有组织中水的含量都很高，如肌肉组织中的水约占72%、骨骼组织中的水约占25%、血液中的水约占97%、脂肪组织中的水约占30%，几乎可以说人是水做的。

❀ 水的功能

水对人体的好处很多。

首先，水具有溶解消化的功能。食物进入胃部要靠消化器官分泌消化液，而分泌出来的唾液、胃液、胰液、肠液等水分的含量高达90%。

其次，水具有很强的流动性，能够帮助身体运输营养物质和进行气体交换，同时也把代谢废物运到肾脏，随尿液排出体外。

此外，水可以调节机体的温度，避免中暑；也能润滑关节，保护身体在运动中不受伤害；还兼具滋润身体、排毒美肤的作用。

❀ 控制喝水量

喝水看似是件很平常的事，而要把水喝对，却又不那么简单。我们生活中常常会听到一些"健康专家"说每天要多喝水；生病就医时，医生也常说要多喝水。多喝水的正确性是毋庸置疑的，但是喝水的量要控制在一定范围内。根据每个人的实际情况，一般每天喝水量控制在1 200~2 000毫升就可以了。冬天可以相应减少一些，建议喝1 200毫升。

❀ 喝健康的水

日常饮用水建议选择过滤后的优质水，虽然我们日常喝的各种饮料可选性很大，但是其中往往含有多种化学物质，大量饮用会对健康有损，如咖啡能刺激肾上腺、果汁会刺激胰脏等。

❀ 清晨一杯温开水

早晨喝一杯水对身体有好处，它是一天身体开始运作的关键。有人选择喝盐水，有人喝蜂蜜水，还有人为了美白喝柠檬水，到底早起喝什么水最好呢？其实，人体经过了一宿的代谢，体内的垃圾需要一个强有力的外作用帮助排泄，没有任何糖分和营养物质的温开水是最好的。另外，早晨喝水最好是空腹，以小口的缓慢速度喝下一大杯的水，喝完后缓走百步或做简单运动，不宜静坐。

❀ 十点一杯温开水

上午十点左右，再喝一杯温开水，这时喝的水可以补充工作时所流失的水分。

❀ 下午三点一杯温开水

下午三点是下午茶时间，这时再补充一杯温开水，可以有效缓解人体的疲劳。

❀ 睡前一杯温开水

睡前可以再补充一杯温开水，因为在睡眠中血液的浓度会增加，喝水可以冲淡血液浓度，保持心肺的健康。肾脏功能弱的老年人可以在睡前少量饮用温开水。

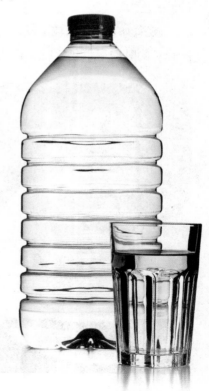

6. 晚餐进食有节制

> 晚餐是一天中的最后一顿正餐，也是一天中必不可少的饮食环节。因为睡觉时消化器官处于休养状态，所以晚餐不能吃得过饱、过油腻，宜清淡。

受工作节奏的影响，年轻人白天的时间被繁忙的工作占用，下班之后才有充足的时间准备一桌丰盛的晚餐。而年长的父母多半愿意配合子女的这种节奏，长此以往会对胃部造成很大的压力。

晚餐如果吃得比较丰盛，就需要比较长的时间来消化食物。长期下去

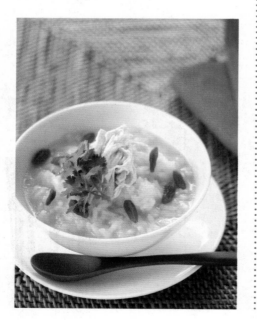

还会引起慢性胃炎、反流性食管炎、胆结石、高血压、糖尿病等疾病。晚餐时间控制在18:30~19:30就会有足够的时间来消化堆积在胃部的食物，有利于肠道的消化吸收活动。

为了有利于胃肠道的消化吸收，晚餐不要选择油腻、难以消化的食物，要尽量食用清淡、易消化的食物。而且，晚餐的量应当根据具体消耗情况来定。如果晚餐后的活动比较多，则可以适当多吃一点。一般情况下，晚餐之后活动比较少，加上到了晚上人体本身所需要的能量也不多，所以，控制好晚餐的食用量是很有必要的。根据《中国居民膳食指南》的介绍，晚餐占一天中总能量的30%~40%为宜，早餐所占比例为20%~30%。也就是说，晚餐的量只比早餐的量稍多一点儿。

晚餐中各种营养素的摄入也要保持均衡，这种均衡摄入不是平均摄

入，而是要依照各大营养素在一餐中应该占有的比例来分配。

糖类是提供能量的主要物质，所占的比例应该最大；脂肪和蛋白质是人体必不可少的，在胃里排空的时间比较长，所占的比例较糖类稍微小一点；矿物质和维生素按照身体的正常需要摄入即可；膳食纤维有利于促进胃肠道蠕动和预防便秘，特别是对老年人来说有很重要的意义，也要适量摄入。

总的来说，米饭、面条、馒头等主食是必不可少的，搭配上适量的鱼肉蛋奶等动物性食物和营养丰富的大豆或豆制品，再食用一定量的蔬菜和水果，营养自然就均衡了。

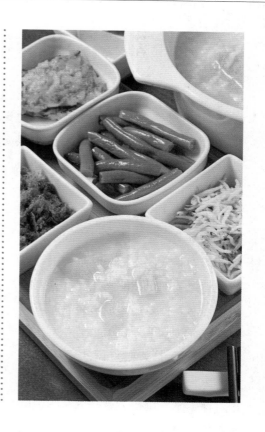

表1-4 晚餐的营养分配

食物类型	主要食物来源	需要量
高糖类食物	米饭、面条、馒头、包子、面包等	较多
高脂肪食物	鱼肉蛋奶、植物油等	较少
高蛋白食物	鱼肉蛋奶、豆类及其制品	适量
高维生素食物	牛奶、蛋黄、花生、菠菜等	适量
高膳食纤维食物	蔬菜、水果、菌菇类、藻类等	较多
需要限制摄入的食物	肥肉、油炸食品、糯米制品、酒、甜食等	极少

7. 不要贪图重口味

> 最新版的《中国居民膳食指南》说，饮食应少盐少油，控糖限酒。可见，饮食清淡对我们的健康是很重要的。清淡的饮食不但能保留食物的原味，而且还能最大限度地保存食物的营养成分。饮食清淡还能防止心血管疾病，减少脂肪的摄入，起到健康减肥的作用。

不少人都偏好于味道重一点的菜，如果是已经养成了这样固定饮食习惯的老年人，恐怕一时半会很难改变。味道浓烈虽然能满足一部分人的口味需求，但是过于追求菜品的重口味往往弊大于利。

味道重的菜在烹调的过程中会加入大量的油、盐、酱油、辣椒、花椒、糖、醋等调料，这些调料的过度摄入都会对身体造成危害。一般，调料中含有较多的钠，钠摄入过多会损伤肝脏，也容易引发高血压。烹调时用油过多也是很有害的，因为脂肪的热价（每克营养物质在分解时释放的热量）比较高，摄入过多容易引起肥胖症、高脂血症、高血压、脂肪肝、糖尿病等慢性病。摄入过多的糖（主要指单糖和双糖）则会使体内的胰岛素消耗增加，容易让血糖急剧升高，对糖尿病的防治不利。

其他调味品摄入过多会过度刺激口腔和消化道表面的细胞，对其产生直接伤害。如辣椒中的辣味物质辣椒碱会对口腔和消化道黏膜产生强烈的刺激，一次吃过多的辣椒可能会导致胃出血等疾病。

对最近流传的吃醋保健方法也要正确对待。炒菜时加入少许的醋不但可以增加食物的酸味而增进我们的食欲，而且还能去除肉类的腥味。如果用的是铁锅，还能使菜汤中浸润一些亚铁离子，有补铁的作用。将醋用于凉拌沙拉中，有杀菌的作用。但是，烹调时放过多的醋会让牙齿变得酸软，还会促进胃酸的分泌，引起泛酸等不适。

表1-5 调料对老年人的作用

调料	适量的积极作用	过量的危害
油	促进食欲，增加饱腹感，促进维生素的吸收	引起肥胖症、高脂血症、高血压、糖尿病等
盐	增加食物的咸味，促进食欲	使食物变苦，引起高血压、肾炎等病症
味精	增加食物的鲜味，增进食欲	使食物变苦，引起高血压、肾炎等病症
糖	增加食物的甜味、鲜味	龋齿，胃酸过多，不利于糖尿病的防治
醋	增加酸味，促进食欲，杀菌，减少维生素损失	牙齿不适，胃酸过多
辣椒、花椒	增加辣味，促进食欲	刺激口腔和消化道黏膜，严重者导致胃炎、胃出血、肠炎、便秘、痔疮等

老年人
食疗365

8. 吃一顿美美的早餐

> 早餐的能量占一天中总能量的25%~30%，早餐关系到一个上午的精神状态。经研究发现，如果经常不吃早餐，会抑制胆汁的分泌而造成胆结石。所以早餐不光要吃，还必须要增加食物的种类，保证丰富的营养。

有句话说得好："早餐要吃好，午餐要吃饱，晚餐要吃少。"这是有一定的道理的，这也说明早餐要营养丰富。早餐的营养成分要注意四点：一是要有较多的优质蛋白，如鸡蛋、牛奶、豆浆等至少要有一种；二是要以馒头、面条、米粉等粮食类食物为主食，这关系到上午的精神是否充沛；三是要有适量的脂肪，这可以延缓饥饿，防止还未到午餐时间就感觉饥饿；四是要有一定量的膳食纤维，预防便秘。

吃早餐的最佳时间是早上的6:00—8:00，但是现在的上班族，因为

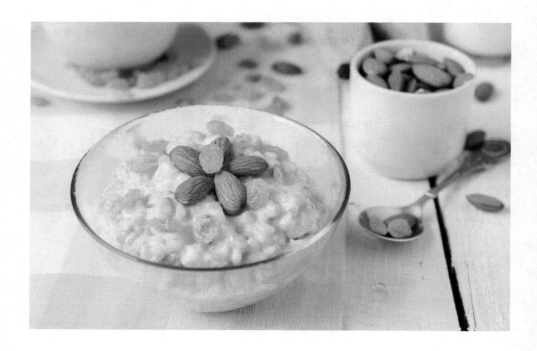

每天早上要赶时间上班而不能在最佳时间吃早餐。在这种情况下，晚一点吃早餐要好过不吃早餐。

早餐吃一个鸡蛋补充优质蛋白是很好的选择。现代营养学发现，鸡蛋的营养成分非常丰富。但是因为蛋黄含胆固醇较多，有些人就担心吃了会升高血压。事实却并非如此。

鸡蛋的可食部分可分为蛋清和蛋黄，蛋清的主要成分是蛋白质和水，几乎不含其他成分。蛋黄除了富含蛋白质外，还含有较多的脂肪、胆固醇、磷脂，以及一些矿物质、维生素等。其中，磷脂、钙、镁等营养素有降血压的作用，硒、维生素A、维生素E等具有抗氧化作用。因此鸡蛋里的有益功能远远大于胆固醇对身体的"危害"。而且，摄入适量胆固醇，对人体反而是有益的。

除了对蛋类有过敏反应和患有高胆固醇血症者不宜吃过多的蛋黄，一般人都可每天吃一个鸡蛋。

表1-6 适合早餐的营养来源

食物类型	主要的食物来源
高糖类食物	米粉、面条、包子、馒头、红薯、全麦面包等
高脂肪食物	主要是肉类，还有低温压榨植物油，如橄榄油、菜子油、茶子油、亚麻子油等
高蛋白食物	肉类、鸡蛋、奶制品、豆制品等
高维生素食物	新鲜蔬菜水果、现榨蔬果汁等
高膳食纤维食物	蔬菜、粗粮等

老年人
食疗365

9. 味觉改变怎么吃

> 随着年龄的增长，味蕾细胞数量会逐渐减少，这些改变会使舌头对味道的敏感程度降低。所以，很多中老年人会觉得吃什么都没味道。这时可以选择自己感受比较强烈而且最容易接受的味道的食物，并经常变换调味方法。

味觉是指当口腔接触到食物的时候，口腔中的味觉感受器（包括味蕾和感受冷、热、辣等刺激的感受器）会感受到食物的刺激，然后将这种刺激传输到大脑，经大脑的分析产生相应的感觉。味觉包括酸、甜、苦、咸、鲜等口味产生的感觉以及食物的冷、热、硬、软等产生的感觉。中老年人由于味蕾细胞减少、舌苔增厚以及神经功能退化，味觉会变得比较麻木，或者味觉发生异常。

味觉发生改变的时候，怎样吃才能让中老年人既有食欲又保证营养呢？答案很简单，只需要通过食用含有各种味觉的食物来刺激口腔的味觉感受器，减缓味觉灵敏度的降低即可。

味觉改变的中老年人一方面可以多多尝试自己喜欢的味道，这可以增加饮食情趣，让食欲不减反增。比如在汤品中用来提鲜的胡椒和姜都是辣味的，适量摄入可以增加食欲。

不同的人喜欢的味道不一样，但每一种味道都不要食用过量。比如多吃咸的食物容易导致高血压和肾病，多吃甜的食物会增加患糖尿病的风险。辣味和麻味的食物吃多了会对胃部造成刺激，影响消化和吸收功能。过多食用味精或鸡精也不好，因为味精和鸡精中含有钠，过量食用会造成体内钠过量，对心脏造成负担，容易导致骨质疏松。

另一方面，老年人还有必要搭配食用其他不同味道的食物。即使是自己不太喜欢的味道，也要将含有这个味道的食物放入餐单中适量食用。老年人能做到五味调和才更有利于身体健康。

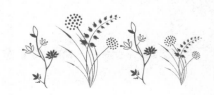

———— 表1-7 重口味食物一览表 ————

味道	来源	作用	危害
酸	泡菜、酸奶、醋以及某些水果（如杨梅、柠檬、番茄等）	促进食欲，烹调时有利于营养物质的保留	过多酸味会导致牙齿不舒服，也容易导致胃酸过多
甜	白糖、红糖、水果（如苹果、香蕉、西瓜等）	增加食物的鲜味	长期吃甜食容易导致肥胖症、高脂血症、糖尿病等
苦	苦瓜、绿茶、咖啡等	降火、清凉解毒	身体比较虚寒的人不宜摄入过多
咸	盐、盐腌制食物（泡菜、咸鱼、腊肉等）	增进食欲，有利于食物的保存	吃得过咸容易得高血压和肾病
鲜	味精、鸡精、鱼汤、瘦肉汤等	有利于增进食欲	味精和鸡精含有钠，不能摄入过多
辣	辣椒、姜、芥末	可以促进食欲，祛风、湿、寒	吃得过辣容易上火，对消化道刺激过大
麻	花椒、麻椒	可以促进食欲，祛风、湿、寒	吃得过多容易上火，对消化道刺激过大

10. 食欲不振怎么吃

> 　　老年人由于消化吸收功能退化，常常会有食欲不振的情况，尤其是夏天比较热或者生病的时候。这个时候没有必要强制自己吃很多东西，即使吃下去也只会增加胃肠道的负担。这时可以简化烹调方式，减少食物分量，用清淡适量的食物来保证丰富的营养。

　　无论是简化烹调方式，还是减少食物分量，对老年人来说都是调节食欲不振的有效措施。

❀ 简化烹调方式

　　简化烹调方式主要从两个方面来实现。首先，减少食物中的调味料。这样做的目的是为了保证食物的清淡。通常，为了做出好吃的菜肴，大家都习惯放入很多调味料。味道越重的菜，放入的油、盐、酱、醋等调味料就越多。当过完嘴瘾之后，随之而来的就是要花很长的时间去消化那些吃进胃里的食物。特别是油腻的、难以消化的食物在胃部堆积的时间久了会逐渐转化成脂肪，加之老年人的身体代谢能力比较弱，久而久之，不仅身体的消化功能和吸收功能会减弱，

其他器官的正常运行也会受到影响，陷入恶性循环中。相反，如果少放一些调料，做清淡的菜肴，温柔地对待肠胃，身体就会更大限度地吸收食物中的营养。

　　其次，在烹调方法上，也要尽量选择简单的。老年人的牙齿咀嚼能力较弱，并且自身的消化和吸收能力不强，因此所吃的食物应以熟、软、烂为主。年龄越大或身体越虚弱的老年人越应该注意这一点。所以，应该多使用蒸、煮、炖、焖、煲等烹调方式。比较容易熟的食物，如鱼类和根茎类蔬菜等，可以选择蒸、煮和焖；而比较难熟的食物，如大豆、蹄筋、排骨等，可以选择炖或者煲的烹调方式。这些烹调方法一般都比较简单，需要的调料也很少，很适合中老年人食用。而煎、炸、烤等高温烹调用油

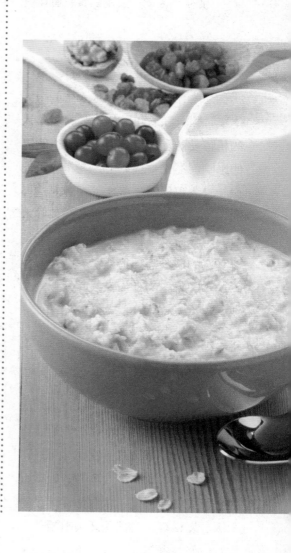

较多，不利于人体消化吸收和营养物质的保留，也容易产生有害物质。卤、腊、腌等方式加工出的食物也不利于消化吸收，中老年人应当少吃。

中的营养流失。

❀ 减少食物分量

减少食物分量并不是单纯地减少食物的总量。如果一味地减少食物总量，会导致老年人营养不均衡或者出现吃不饱的情况。

减少食物分量要利用一些科学巧妙的处理方法。我们可以这样做：增加老年人餐单中的食物种类，但是每种食物的量减少。比如早餐本来要吃一大碗面，那么可以改成一小碗面、一个鸡蛋、一杯牛奶这样的饮食搭配。或者在煮肉汤或蔬菜汤的时候可以选择多种食材，增加食物的营养种类，但总量不宜过多，以免吃不完。

我们还可以这样做：在烹制食物的时候，减少放入的食物总量，而加入别的辅助食材，既补充营养，也容易消化。如蒸肉的时候可以拌一些淀粉再蒸，即所谓的勾芡。这样可以增加菜肴中的糖类含量，也能防止肉类

11. 牙口不好怎么吃

> 中医认为，"肾主骨，齿为骨之余"，中老年人由于肾精越来越不足，所以牙齿会出现松动，甚至脱落。牙齿出问题之后，咀嚼能力变差，因此，所吃的食物宜以流质和半流质食物为主。

❀ 不吃什么

想吃什么就吃什么是人生的一大幸事，但是随着年龄的增长，老年人的机体功能衰退，牙齿会受到很明显的影响。在饮食选择上，老年人不能像年轻人那样随心所欲了。针对这样的现状，老年人就要尽量避开那些本身质地较硬、不易咀嚼的食物，如带有骨头的肉类等。另外，一定要避免吃煎炸、熏烤的食物，这些食物除了缺乏营养、不易咀嚼，还不易消化。

❀ 吃什么

牙齿不好的老年人，应该多吃流质、半流质的食物或软食。流质食物如牛奶、豆浆等，直接饮用即可；半流质食物如稀饭、烂面条等，轻微咀嚼就能很好地消化；软食如馒头、软米饭、发糕等，对那些牙齿咀嚼能力相对较好的老年人而言，不仅吃起来

不费劲，而且能增进食欲。以上食物要合理地分配到老年人的一日三餐中去。

❀ 怎么吃

生活中，老年人不能天天靠那些流质、半流质食物来补充身体所需的营养，还需要从其他的食物中获取营养。所以，在食物的烹制方式上就要多花心思了。为了老年人能均衡摄取食物中的营养素，不同的食物要有专属于老年人的烹调方法。

比较硬和需要咀嚼的食物尽量烹调得软烂一些，如猪蹄、大豆之类的食物可以用高压锅煲的方法烹调至软烂，做出来的汤也含有较多的营养成分。

蔬菜和水果直接吃，对部分老年人来说有点儿困难，可以用榨汁机榨出蔬果汁直接喝下去，或者用搅拌机搅拌成料理，食用起来更简单。事实

上，用榨汁机或料理机加工蔬菜水果的方法比起普通的吃法更具有一定的优势，因为用榨汁机和料理机加工之后，蔬菜和水果的细胞壁被打破，细胞里面的营养成分能充分释放出来。而细胞壁的主要成分是纤维素，纤维素在人体消化道中是很难消化分解的，所以普通的吃法难以吸收到细胞里的营养，而通过果汁和料理等方式则可以吸收更多营养。

平常要进食的米饭可以煮成粥。在我国古代，喝粥是一种很好的养生方式。煮粥的时候，加一些滋补的中药进去，就变成了养生药膳。当然，煮粥的主食除了大米，还可以选用更有食疗价值的食物，如小米、薏米、燕麦等粗粮，这样还实现了粗细粮搭配的饮食方式。也可以干脆改吃粉丝、面条，不过粉丝和面条煮的时间需要长一些，煮得软烂一些。

此外，中老年人吃补充蛋白质的食物也要有所改变。如果从肉类中吸收蛋白质，可以把肉类煮烂一些。从鸡蛋中吸收蛋白质，可以将鸡蛋做成蒸蛋花。还可以选择牛奶和豆浆等流质的蛋白质补充品。

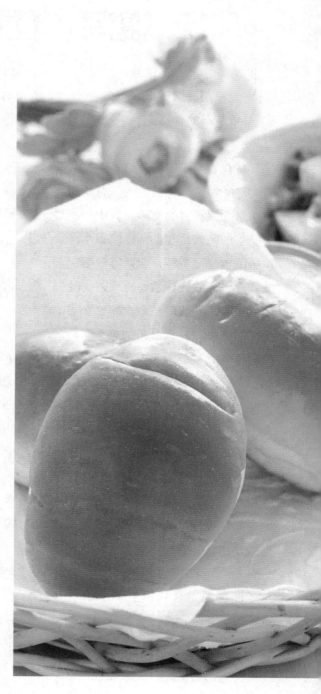

12. 腹泻、便秘怎么吃

> 老年人消化系统功能衰退，脾胃比较虚弱，很容易出现腹泻和便秘。腹泻时选择刺激性小、好消化的食材，便秘时要选择膳食纤维丰富的食材。

科学家发现，人体的肠道中含有大量的细菌，包括对人体有益的细菌和对人体有害的细菌。其中，有益的肠道细菌就是我们常说的益生菌。益生菌也分很多种，包括乳酸菌、双歧杆菌、嗜酸乳杆菌、放线菌、酵母菌，等等。乳酸菌是日常部分食物中存在的细菌，对腹泻和便秘都有很好的调理作用。

❀ 腹泻和便秘

腹泻的原因可能是吃进去的食物含有毒物，也可能没有毒但对消化道的刺激太大，还可能是消化道对食物中的某些成分过敏，消化道难以消化这些食物，肠道的本能就会尽快把它排出去，因此引起了腹泻。

便秘的主要原因有两个。一是食物中缺乏膳食纤维，胃肠道蠕动比较慢。如一日三餐挑食，只喜欢吃荤菜，不喜欢吃素食的人就很容易便秘。二是喝水太少。喝水少的时候大肠会不停地吸收粪便里的水分供身体利用，因而粪便变得又干又硬，难以排出。

❀ 怎么吃

老年人腹泻时应该选择干净卫生、对肠胃刺激性小，而且容易消化的食物，如家里现煮的粥、面条、蛋羹或蒸好的馒头等。如果出现便秘，则要吃富含膳食纤维的食物，包括蔬菜（尤其是叶菜类和根茎类）、水果（如火龙果、香蕉等）以及菌菇类食物等，平时还要多喝水，帮助肠胃蠕动。

除此之外，经常腹泻或便秘的老年人应该多吃含有乳酸菌的食物。为什么这么说呢？下面我们来好好了解一下什么是乳酸菌。

乳酸菌是指一类可利用糖类发酵产生大量乳酸的细菌的通称。乳酸菌在肠道中不仅能抑制有害细菌的生长繁殖、避免产生有害毒素，还能产生有利于人体健康的物质（如B族维生素、乳酸）等，从而提高人体内某些酶的活性，调节肠道菌群，预防便秘和腹泻，也有利于增强免疫力、抑制衰老、延年益寿。因此，经常便秘或腹泻的中老年人可以多食用含有乳酸菌的食材。

日常所见的含有乳酸菌的食材还是比较多的，比如酸奶、泡菜以及益生菌饮料等。但是一定要注意，市面上售卖的这些食物中所含的乳酸菌含量一般都不是很高，而且乳酸菌到达胃部的时候也会因为pH值太低而出现大量乳酸菌损失的情况，最终无法直达肠道，起到保健作用。所以，老年人还可以选择专门补充乳酸菌等益生菌的膳食补充剂。另外，要在正确的

时间吃这些含有乳酸菌的食材或膳食补充剂才会发挥作用。所以，建议大家最好饭后半小时再吃这些含乳酸菌等益生菌的食物。如果空腹食用，会因为胃部胃酸太浓而导致乳酸菌的大量损失。

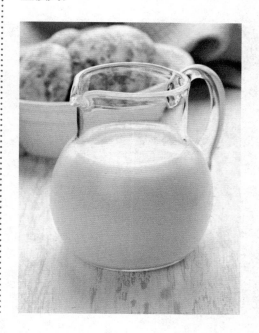

表1-8 腹泻、便秘的对策

症状	症状对策
腹泻	选择刺激性小、容易消化的食物，如粥、面条、馒头、蛋羹等
便秘	选择富含膳食纤维的食物（主要是蔬菜、水果），多喝水

Part 02
一月养阴，
养肾防寒

一月包含小寒和大寒两个节气，
可以说是冬季最冷的时候，
很多地方还是一番雪花纷飞的景象，
养生保健要注意保暖防寒。
中医认为，秋冬养阴，
所以这个时候也要侧重于养阴。
中医五脏中的肾与冬季相应，
所以五脏养生的重点是养肾。

老年人
食疗365

1. 最佳时令蔬菜：冬笋

> **食用量：** 每次40～60克为宜。
>
> **热量：** 约1757焦/克。
>
> **性味归经：** 性微寒，味甘。归胃、大肠经。
>
> **食疗功效：** 冬笋营养丰富，具有消食通便、开脾健胃、养肝明目、润肺化痰等功效，非常适合老年人食用。

严冬来临，是冬笋新鲜上市的时节。冬笋含有充足的水分、丰富的植物蛋白、脂肪、糖类和大量的胡萝卜素、B族维生素、维生素C、维生素E以及钙、磷、铁等营养成分。经常吃冬笋，能够吸附每餐所吃食物中的油脂，降低胃肠黏膜对脂肪的吸收和积蓄，能有效减少与高脂有关的疾病的发生。

❀ 选购保存

选外壳色泽鲜黄或淡黄略带粉红，完整且饱满光洁的冬笋。建议低温保存1周即可。

❀ 食用建议

冬笋营养丰富，一般人均可食用，尤其适合肥胖症、高血压、习惯性便秘、糖尿病、心血管疾病患者食用。但是严重肾炎、尿道结石、胃痛出血、慢性肠炎、久泻滑脱者不宜常食。

❀ 烹饪提示

冬笋在食用前应该先用开水焯一下，去除笋中的草酸。靠近笋尖的部位应该顺着切，下部应该横切，这样烹制易熟烂入味。

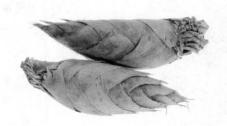

2. 最佳时令蔬菜：大白菜

食用量：每次100克左右为宜。

热量：约712焦/克。

性味归经：性平，味甘。归肠、胃经。

食疗功效：大白菜具有通利肠胃、止咳化痰、利尿养胃的功效，含有丰富的粗纤维，能促进肠壁蠕动，稀释肠道毒素，老年人可经常食用。

大白菜钠含量较低，且含有较多的维生素C和膳食纤维，常食可促进肠壁蠕动、软化血管、降低血压和血清胆固醇，对预防动脉粥样硬化、高脂血症及脑卒中等病症大有好处。

❈ 选购保存

以挑选包得紧实、新鲜、无虫害的大白菜为宜。冬天可用无毒塑料袋保存，如果温度在0℃以上，可在大白菜叶上套上塑料袋，口不用扎，根朝下戳在地上即可。

❈ 食用建议

脾胃气虚、大小便不利、维生素缺乏、原发性高血压、高脂血症、心脑血管疾病的患者都可经常食用大白菜；另外，肺热咳嗽、便秘、肾病患者也可以多食用大白菜。但胃寒、腹泻、肺热咳嗽者不宜多食。

❈ 烹饪提示

切大白菜时，宜顺着纹路切，这样大白菜更易熟；烹调时不宜用煮焯、浸烫后挤汁等方法，否则易造成营养素的大量流失。

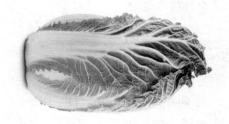

老年人
食疗365

3. 最佳时令蔬菜：油菜

> **食用量：** 每次150克为宜。
>
> **热量：** 约963焦/克。
>
> **性味归经：** 性温，味辛。归肝、脾、肺经。
>
> **食疗功效：** 油菜中含有大量的植物纤维素，能促进肠道蠕动，有助于治疗便秘，预防肠道肿瘤，非常适合老年人食用。

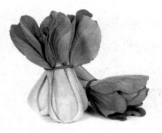

油菜富含蛋白质、维生素C、胡萝卜素等，且含有膳食纤维，能与胆酸盐和食物中的胆固醇、三酰甘油结合，并从粪便中排出，从而减少人体对脂类的吸收，故可用来降血脂。老年人食用极有益处。

❀ 选购保存

选购油菜时，通常看叶子的长短，叶子短的叫作矮萁。矮萁的品质较好，软糯。购买时，每次应只购买1～2日量，置于阴凉处保存。

❀ 食用建议

一般人均可食用，目疾患者、小儿麻痹后期、狐臭等慢性病患者少食。

❀ 烹饪提示

油菜要现做现切，并用旺火爆炒，这样既可保持鲜脆口感，又可使其营养成分不被破坏。需要注意的是，油菜一定不要炒得太烂，以免油菜中的营养流失。吃剩的熟油菜过夜后就不要再吃，以免造成亚硝酸盐沉积，易罹患癌症。

4. 最佳时令肉类：鸡肉

食用量： 每日80克左右为宜。

热量： 约6990焦/克。

性味归经： 性平，味甘。归脾、胃经。

食疗功效： 鸡肉可温中益气、补精添髓、补虚健脾、强筋骨。冬季喝鸡汤可提高身体免疫力，吃鸡皮能补充水分、增加皮肤弹性。

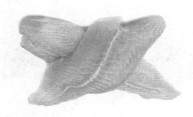

鸡肉含有丰富的优质蛋白，且容易被人体吸收。老年人体内蛋白质的消耗量比年轻人要快，所以可以多吃鸡肉，补充蛋白质。

❀ 选购保存

为了吃到健康放心的鸡肉，建议大家选购经过正规家禽屠宰场处理过的鸡。以肉质紧密排列、呈粉红色而有光泽，皮呈米色、有光泽和张力，毛囊突出者为佳。可用保鲜膜将鸡肉包裹后放入冰箱冷冻。

❀ 食用建议

适宜虚劳瘦弱、营养不良、面色萎黄者。内火偏旺、痰湿偏重、感冒发热、高血压、高脂血症、尿毒症、严重皮肤疾病等患者不宜食用。

❀ 烹饪提示

生长时间较短的鸡烹调时间不要太长，不然吃起来会很烂。生长时间较长的鸡烹制久一些，味道会更鲜。

老年人
食疗365

5. 最佳时令水产：鲫鱼

『 **食用量：** 每次约50克为宜。

热量： 约4520焦/克。

性味归经： 性平，味甘。归脾、胃、大肠经。

食疗功效： 鲫鱼可通血脉、补体虚，还有益气健脾、祛风湿病痛之效。富含的蛋白质还能降低胆固醇、预防心脑血管疾病。 』

鲫鱼肉中富含极高的蛋白质，而且易于被人体吸收，钙、铁、锌的含量也很高，对老年人有滋补疗效。另外，老年人食用鲫鱼还可有效防治高血压、动脉硬化。

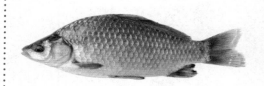

❀ 选购保存

鲫鱼身体扁平、颜色偏白的，肉质会很嫩。新鲜鱼的眼略凸，眼球黑白分明，眼面发亮。饲养活鲫鱼需每天换一次清水。死鱼要去掉内脏洗净，放冰箱冷冻保存，但不宜保存太久。

❀ 烹饪提示

慢性肾炎水肿、肝硬化腹水、营养不良性水肿、饮食不香、痔疮出血、慢性久痢等病症患者适宜食用。感冒、高脂血症患者忌食。

❀ 食用建议

蒸鱼和煮鱼汤的时间都不能太长，因为鱼熟得比较快，烹调久了会影响口感。

6. 最佳时令水果：红枣

> 食用量：每日3~5枚为宜。
>
> 热量：约5107焦/克（鲜枣）；约11051焦/克（干枣）。
>
> 性味归经：性温，味甘。归脾、胃经。
>
> 食疗功效：常用于治疗胃虚食少、脾弱便溏、气血津液不足、营卫不和等常见病症，是一种药效缓和的强壮剂。

红枣富含维生素A、维生素C、钙、铁等营养素，有补脾和胃、补血益气的作用，对脾胃虚弱、气血不足的老年人有很好的补益效果。

❀ 选购保存

选购时以光滑、油润、肉厚、味甜、无霉蛀的红枣为佳。保存时应置于胶袋或容器中密封，防蛀、防霉、防虫鼠咬。

❀ 食用建议

红枣具有补脾、养血、安神、解郁、除皱的作用，常用于和鸡肉、当归等一起炖汤，做成各种药膳。晚饭后可以用红枣加水煎汁服用，具有很好的保健疗效。干红枣可以直接食用，也可以用来泡茶。

❀ 烹饪提示

红枣可直接食用，也可煮汤泡水。煮汤泡水时宜把红枣撕开，这样更容易煮出味道。龋齿疼痛、腹部胀满、便秘、消化不良、咳嗽、糖尿病等患者不宜常食红枣。

7. 最佳时令水果：山楂

> **食用量：** 每日3~4颗为宜。
>
> **热量：** 约3977焦/克。
>
> **性味归经：** 性微温，味酸、甘。归脾、胃、肝经。
>
> **食疗功效：** 山楂含有大量维生素C和酸类物质，可促进胃液分泌，增加胃消化酶，帮助消化。还有助于消除局部瘀血，有活血化瘀之效。

山楂含有多种有机酸，并含降脂酶，能增强蛋白酶的作用，促进肉食消化，有助于胆固醇转化。所以，对于进食肉或油腻物后感到饱胀的人来说，山楂是很好的消食良品。

❦ 选购保存

选购时，应该挑选外表呈深红色、鲜亮而有光泽，果实丰满、圆鼓，并且叶梗新鲜的山楂。

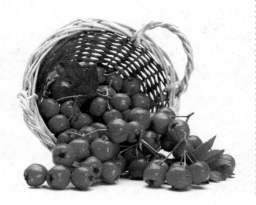

❦ 食用建议

糖尿病患者、胃及十二指肠溃疡者、胃酸过多者、各种炎症患者、服用人参者、脾胃虚弱者、气虚便溏者均不宜食用。

❦ 烹饪提示

山楂既是食物，也是药物，具有健脾养胃、行气助消化、预防高血压等作用。常用于和其他食材（如金银花、菊花）一起泡茶，饮用时可加入一些白糖调味。

8.最佳时令谷物：黑米

> **食用量：** 每日50克左右为宜。
> **热量：** 约13939焦/克。
> **性味归经：** 性平，味甘。归脾、胃经。
> **食疗功效：** 黑米含丰富的B族维生素、蛋白质等营养成分，有健脾开胃、补肝明目、滋阴补肾、养精固肾之效，是防病强身的滋补佳品。

黑米含有丰富的膳食纤维，可促进肠胃蠕动，预防老年人便秘。黑米中含有的维生素B₁能很好地保护老年人的手、足、视觉神经。

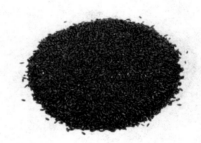

❀ 选购保存

优质的黑米粒大饱满、黏性强、富有光泽，很少有碎米或爆腰（米粒上有裂纹），不含杂质，未被虫蛀。黑米应当密封保存在阴凉干燥处。

❀ 烹饪提示

黑米与豆类、花生一起熬粥，能使黑米中的脂溶性维生素E更好地被人体消化吸收。

❀ 食用建议

对于脱发、流行性感冒、咳嗽、气管炎、肝病、肾病、头昏、眩晕、贫血、白发、眼疾、咳嗽等患者有食疗保健作用。火盛热燥者不宜食用。

9. 最佳时令干果：板栗

食用量： 每日5颗为宜。

热量： 约7744焦/克。

性味归经： 性温，味甘。归脾、胃、肾经。

食疗功效： 板栗具有养胃健脾、补肾强腰之功效，可防治高血压、冠心病、动脉硬化、骨质疏松等疾病，是延年益寿的滋补佳品。

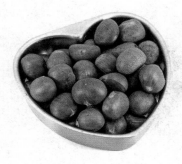

板栗营养丰富，矿物质含量比普通水果高出很多，维生素C含量是苹果的十几倍，甚至比西红柿还高。板栗还含有丰富的不饱和脂肪酸、多种维生素以及钙、磷、铁等多种矿物质，有助于老年人预防高血压、冠心病、动脉硬化等心血管疾病。

❈ 选购保存

选购板栗要先看颜色，外壳深褐色、稍带红头的，品质一般较好。

新鲜板栗摊开放在阴凉通风处，可保存一两个月。还可将板栗在冷水中浸泡7天左右，然后高挂风干保存。

❈ 食用建议

气管炎咳喘、肾虚、腰酸、腿脚无力者适宜食用。板栗生吃难消化，熟食易滞气，一次不宜吃太多。

❈ 烹饪提示

中老年人吃板栗适合吃蒸或煮熟的，不容易上火。

10. 一月养生食疗方

莲子排骨汤

功效： 本品有止咳化痰、生津润燥的功效，能安定心神、舒缓神经、改善睡眠。

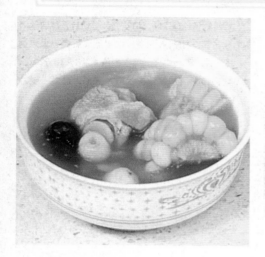

材料：莲子、百合各50克，枸杞少许，排骨500克，米酒、盐、味精各适量。

做法：

① 将排骨洗净，斩块，入沸水中氽烫，捞出。

② 莲子、百合分别洗净，莲子去心，百合掰成瓣，枸杞洗净，备用。

③ 莲子、百合、排骨一同放入锅中，并加入适量水，炖煮至排骨肉完全熟烂，起锅前加入米酒、盐、味精、枸杞即可。

养心菖蒲汤

功效： 此汤能开窍醒神、宁神益志，对热病神昏、痰厥、健忘有食疗作用。

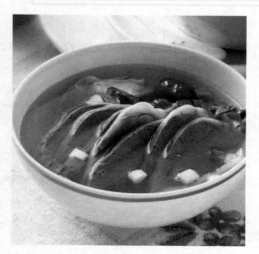

材料：石菖蒲15克，丹参10克，远志10克，当归20克，红枣6枚，猪心1个，盐、葱花各适量。

做法：

① 猪心洗净，氽去血水，捞出切片。

② 将石菖蒲、丹参、远志、当归、红枣洗净，置锅中加水煮20分钟。

③ 下入猪心片煮熟，加盐、葱花即可。

黄芪鲫鱼汤

功效： 此汤可益气健脾、利水消肿、清热解毒、促进血液循环、增强免疫力。

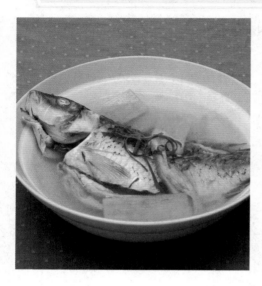

材料： 黄芪15克，山药15克，鲫鱼1条，米酒10毫升，姜、葱、盐各适量。

做法：

① 将鲫鱼处理干净，打花刀；姜切片；葱切丝。

② 黄芪、山药入锅中，加水煮沸后转小火煮约15分钟，再转中火，加入鲫鱼，煮8~10分钟。

③ 待鱼熟后加入盐、米酒，并撒上葱丝、姜片即可。

锁阳羊肉汤

功效： 此汤可补肾、益精血、润燥，对尿频、腰膝酸软、失眠等有疗效。

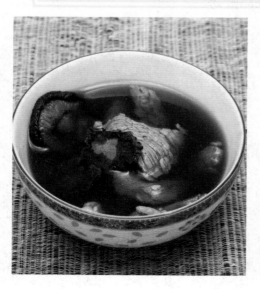

材料： 锁阳15克，生姜3片，羊肉250克，香菇5朵，盐适量。

做法：

① 将羊肉洗净切块，放入沸水中氽烫一下，捞出，备用；香菇洗净，切丝；锁阳、生姜洗净，备用。

② 将上述材料放入锅中，加适量水，大火煮沸后再用小火慢慢炖煮至熟烂。

③ 起锅前，以盐调味即可。

猪肝白果汤

功效： 此汤具有保肝护肾、敛肺气、定喘嗽的功效，对肺虚干咳、肺痨等有食疗作用。

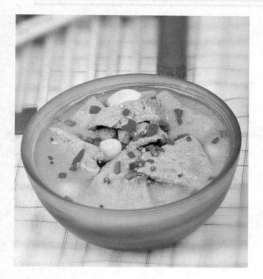

材料： 白果100克，玉竹10克，猪肝200克，味精、盐、香油、高汤各适量。

做法：

① 将猪肝洗净切片，白果、玉竹分别洗净备用。

② 净锅上火，倒入高汤，下入猪肝、白果、玉竹，煮至熟烂。

③ 调入盐、味精烧沸，淋入香油即可食用。

参味紫苏茶

功效： 五味子止咳，紫苏镇咳。此茶对咳嗽痰多、口干舌燥具疗效。

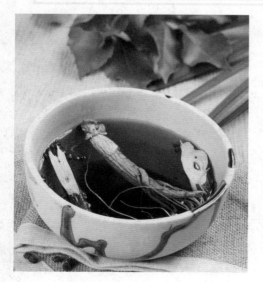

材料： 五味子、人参各4克，紫苏3克，白糖适量。

做法：

将人参切薄片，紫苏切碎，与五味子共置保温杯中，用适量沸水冲泡，盖上盖闷15分钟，代茶频饮；同时可以将参片细嚼咽下，每日1剂即可。

Part 03
二月生阳,
清淡滋养

二月是春季的第一个月,

包括立春和雨水两个节气,

是气温逐渐回暖,雨水渐渐增多的月份。

在中医看来,二月也是阳气开始生发的时候。

生即生长的意思,发即发出、发散的意思。

也就是说,这个时候阳气开始生长、散发在外。

饮食上宜多吃有助于阳气生发的食物,

如韭菜、大葱等,

但必须要清淡、有滋养作用。

1. 最佳时令蔬菜：荠菜

> **食用量：** 每次60克左右为宜。
> **热量：** 约1130焦/克。
> **性味归经：** 性凉，味甘、淡。归肝、胃经。
> **食疗功效：** 荠菜有健脾利水、止血解毒、降压明目的功效，并可抑制眼晶状体的醛还原为酶，对糖尿病、白内障、便秘等症有食疗功效。

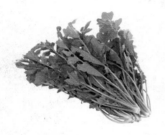

荠菜所含的黄酮苷、芸香苷等能扩张冠状动脉，所含的香叶木苷能降低毛细血管的通透性和脆性，老年人常食荠菜可防治高血压性冠心病、动脉硬化、脑出血等并发症。

❀ 选购保存

市场选购以单棵生长的为好。红叶荠菜香味更浓，口感更好。荠菜去掉黄叶老根洗干净后，用开水焯一下，待颜色变得碧绿后捞出，沥干水分，按每顿的食量分成小包，放入冷冻室保存。

❀ 食用建议

一般人皆可食用荠菜，尤其适合痢疾、水肿、淋病、吐血、便血、目赤肿痛患者以及高脂血症、原发性高血压、冠心病、肥胖症、糖尿病、肠癌及痔疮等病症患者食用；但便清泄泻及素日体弱者不宜常食。

❀ 烹饪提示

荠菜食用方法很多，可拌、可炒、可烩，还可用来做馅或做汤。

2. 最佳时令蔬菜：春笋

> **食用量：** 每次40～60克为宜。
>
> **热量：** 约1046焦/克。
>
> **性味归经：** 性微寒，味甘。归胃、大肠经。
>
> **食疗功效：** 春笋笋体肥大、洁白如玉、肉质鲜嫩，素有"菜王"之称，具有清热化痰、益气和胃、利水道、帮助消化、防便秘等功效。

春笋中植物蛋白、维生素的含量均较高，有助于增强机体的免疫功能，提高防病、抗病能力。春笋中所含的膳食纤维有促进肠胃蠕动的作用，对治疗老年人便秘有一定的效用。

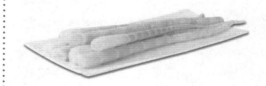

春笋中的粗纤维比较多，比其他蔬菜中的要硬，所以难消化。因此，吃春笋的时候一次不要吃得过多。

❀ 选购保存

笋节之间距离越近的春笋越嫩，选购时以外壳色泽鲜黄或淡黄略带粉红为佳。低温保存，一般不宜超过一周。

❀ 烹饪提示

春笋中含有氰苷，食用前需用浸泡、烹煮等预处理方式去除氰苷毒素。另外，春笋的烹饪可分部位进行，底部笋最好煲汤，中间笋适合炒菜，头部笋尖炒鸡蛋或作为肉丸的配料。

❀ 食用建议

春笋营养丰富，一般人均可食用，尤其适合肥胖症、高血压、习惯性便秘、糖尿病、心血管疾病患者食用。但是严重肾炎、尿道结石、胃痛出血、慢性肠炎、久泻滑脱者不宜常食。

3. 最佳时令蔬菜：香椿

> **食用量：** 每次30~50克为宜。
>
> **热量：** 约1967焦/克。
>
> **性味归经：** 性平，味苦、涩。归肝、胃、肾经。
>
> **食疗功效：** 香椿是春季时令名品，含香椿素等挥发性芳香族有机物，可健脾开胃，增进食欲。

每年春季谷雨前后，香椿发的嫩芽可做成各种菜肴，它的营养之丰富远高于其他蔬菜，更是被称为"树上蔬菜"，为宴客之名贵佳肴。香椿含有维生素E和性激素物质，有抗衰老和补阳滋阴的作用。

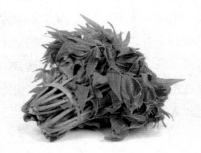

❈ 选购保存

购买香椿时，以短壮肥嫩、无老枝叶、长度在10厘米以内的为佳。存储时将香椿芽用保鲜膜封起来，然后放到冰箱冷冻室里冷冻起来，不必担心香椿芽会被冻坏。

❈ 烹饪提示

在做菜前，将洗净的香椿用开水略焯一下，香椿就会浓香四溢，又脆又嫩，再用来拌豆腐、炒鸡蛋，味道就会更加鲜美。

❈ 食用建议

一般人群均可食用，香椿为发物，多食易诱使痼疾复发，故慢性疾病患者应少食或不食。

4. 最佳时令肉类：鸽肉

> **食用量：** 每日60克左右为宜。
>
> **热量：** 约8414焦/克。
>
> **性味归经：** 性平，味咸。归肝、肾经。
>
> **食疗功效：** 鸽肉具有补肾、益气、养血之功效。鸽血中富含血红蛋白，能使术后伤口更好地愈合。

❈ 选购保存

优质的鸽肉肌肉有光泽，脂肪洁白。活鸽子，体形呈球形、体重较大、腰圆、背宽、腿短、性情温顺，且善高飞、喜行走的较为适宜。鸽肉较容易变质，购买后可马上放进冰箱冷藏区保鲜。如果有剩余，最好将剩下的鸽肉煮熟，放入保鲜袋再冷藏保存，生鸽肉是不宜过夜保存的。

❈ 食用建议

体虚、头晕、贫血、高血压、高脂血症、冠心病、动脉硬化、腰酸、睾丸萎缩等病症患者均适宜食用。食积胃热者不宜食用。

❈ 烹饪提示

尽量选用清蒸或煲汤的烹调方式，烹调时也要少放一些调料，放少许盐即可，保持鸽肉的原味。

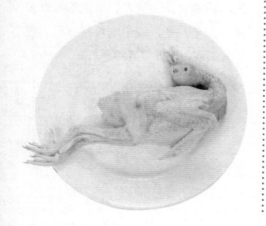

5. 最佳时令水产：平鱼

适用量：每日100克左右为宜。

热量：约586焦/克。

性味归经：性平，味甘。归胃经。

食疗功效：平鱼含有丰富的不饱和脂肪酸，以及微量元素硒和铁，有降低胆固醇的功效，还可以预防冠状动脉硬化等心血管疾病，适合患有高脂血症以及冠心病等疾病的老年人食用。

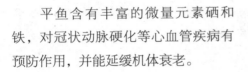

平鱼含有丰富的微量元素硒和铁，对冠状动脉硬化等心血管疾病有预防作用，并能延缓机体衰老。

❀ 选购保存

平鱼要挑选新鲜、健康的，鱼鳞要完好，不要有脱落，身上不能有血迹，游动要活泼，不能翻白。

如果冷藏保存，要将平鱼表面的水分擦干，放入保鲜袋中于冰箱冷藏。冷藏最多保存5天，冷冻保存可保鲜3个月。如果是将冷冻平鱼买回家食用，则不宜二次放入冰箱冷冻。

❀ 食用建议

平鱼属于发物，有慢性疾病和过敏性皮肤病的人不宜食用。

❀ 烹饪提示

活的平鱼会咬人，杀鱼的时候要注意安全。平鱼腹中的鱼籽有毒，能引发痢疾，因此要弃掉鱼籽。

6. 最佳时令水果：蓝莓

> **适用量：** 每日10克为宜。
>
> **热量：** 约2386焦/克。
>
> **性味归经：** 性平，味甘、酸。归心、肝经。
>
> **食疗功效：** 蓝莓中的花青素含量很高，可以强化毛细血管，改善血液循环，防止血栓形成。长期食用蓝莓，能增强免疫力，增强心脑功能，缓解眼睛疲劳，改善视力。还降低胆固醇，预防心脏病和结肠癌，对老年人的各种慢性病也有很好的食疗功效。

蓝莓中含有丰富的花青素，有很好的抗动脉硬化和抑制血栓形成的作用，对于预防高脂血症所引起的心脑血管并发症有积极的意义，老年人可以适量食用。

❊ 选购保存

宜选择颜色从淡蓝到紫黑、表面有均匀的白霜、干爽、结实、饱满的蓝莓。最好选购个头不大、圆润、不黏手的天然蓝莓。蓝莓耐贮性较强。新鲜蓝莓买回家之后要用带盖且干燥的容器装好放入冰箱，避免碰撞或发霉，直到食用前才清洗，最好在10天之内吃完。

❊ 食用建议

一般人均适宜食用，尤其适宜心脏病患者，但腹泻患者不宜食用，可能会加重病情。

❊ 烹饪提示

蓝莓可以制成果汁、果酱食用。如蓝莓果酱：先用白糖腌渍蓝莓，至渗出果胶，再加入柠檬汁调节酸甜度。

老年人
食疗365

7. 最佳时令水果：木瓜

> **适用量：** 每日1个为宜。
>
> **热量：** 约1130焦/克。
>
> **性味归经：** 性温，味甘。归心、肺、肝经。
>
> **食疗功效：** 木瓜性温味酸，能平肝和胃、舒筋络、活筋骨、降血压。木瓜所含的酵素会帮助分解肉食，减轻胃肠的负担，防治便秘。

木瓜富含维生素C，在强化免疫力、抗氧化、减少光伤害等方面有一定的效果。木瓜中富含的齐墩果酸，能有效降低血脂，软化血管，预防动脉粥样硬化，适合老年人食用。

❈ 选购保存

购买木瓜时，要买个头比较大的、斑点密集的、带有淡淡清香味的。已经成熟的木瓜果肉很软，不宜长时间保存，宜马上食用。也可以选购尚未熟透的木瓜，将其放在阴凉通风处，等到果蒂处变软了即可食用。

❈ 食用建议

煮熟的木瓜中许多营养素会因为高温加热而被破坏，所以最好是生吃成熟的木瓜。

❈ 烹饪提示

木瓜既可以直接食用，也可以切片晒干当中药用，亦可以和其他食材（如排骨）一起炖汤，还可以和牛奶一起制成奶昔、奶茶等。

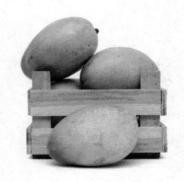

8. 最佳时令谷物：小米

适用量： 每日50克左右为宜。

热量： 约14985焦/克。

性味归经： 性凉，味甘、咸。陈者性寒，味苦。归脾、肾经。

食疗功效： 小米有健脾、和胃、安眠等功效。小米含蛋白质、脂肪、铁和维生素等，消化吸收率高，是体弱多病者的滋补保健佳品。

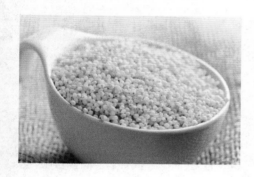

小米含有丰富的微量元素，能有效调节血糖。小米中含有的维生素B_1，对老年人的手、足、视觉神经有保护作用。此外，小米还有缓解神经紧张、缓解压力等功效。

❀ 选购保存

宜购买米粒大小及颜色均匀、无虫、无杂质的小米。小米应当储存在密封、阴凉、干燥处，防止受潮和虫蛀。储存时间也不能过长，需及时食用。

❀ 食用建议

脾胃虚弱、反胃呕吐、精血受损、食欲缺乏者，病人，失眠、体虚、低热者，食不消化、泄泻者均适宜食用。

❀ 烹饪提示

将小米搭配玉米碎、南瓜一同煲煮，营养更加全面，非常适合老年人滋补身体，还可预防缺铁性贫血。

9. 最佳时令干果：桂圆干

> **适用量：** 每日40克左右为宜。
>
> **热量：** 约2972焦/克。
>
> **性味归经：** 性温，味甘。归心、脾经。
>
> **食疗功效：** 适用于病后体虚、血虚萎黄、气血不足、心悸怔忡、健忘失眠等病症。桂圆干可防治孕妇因津液气血不足导致的小腿痉挛。

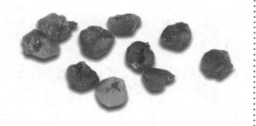

桂圆干富含维生素C，可促进胃肠蠕动，减少肠道对胆固醇的吸收，有效防治老年人便秘；桂圆干还富含钾，有利水减肥、降压的作用，适合患有高脂血症、高血压的老年人食用。

❀ 选购保存

桂圆干应以外壳薄而脆，光滑，饱满不干瘪，没有破损和塌陷，个头较大者为佳。优质的桂圆干剥开外壳后，里面的果肉是棕褐色的。

❀ 食用建议

老年人适当吃些桂圆干有利健康，能使脸色红润。桂圆干虽好，但痰多火盛、无食欲、腹胀、舌苔厚腻、大便滑泻以及患有慢性胃炎的人不宜多食。

❀ 烹饪提示

桂圆干是补血佳品，可与红枣、当归、乌鸡、人参、黄芪等一起炖汤，也可单独泡茶喝。

10. 二月养生食疗方

五味乌鸡汤

功效： 此汤具有养阴生津、润肺清心之效，适用于肺燥干咳、内热消渴等症状。

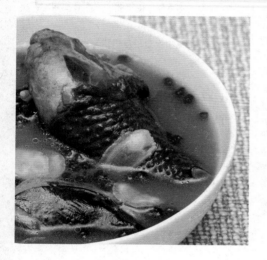

材料：人参片15克，麦冬25克，五味子10克，乌鸡腿1只，盐1匙。

做法：

① 将乌鸡腿洗净，剁块，放入沸水中氽去血水，备用。人参片、麦冬、五味子洗净。

② 将乌鸡腿及人参片、麦冬、五味子放入煮锅中，加水（大约7碗水）直至盖过所有的材料。

③ 以大火煮沸，然后转小火续煮30分钟左右，快熟前加盐调味即成。

红枣枸杞鸡汤

功效： 此汤具有补血养颜的功效，对胃虚食少、脾弱便溏等症有食疗作用。

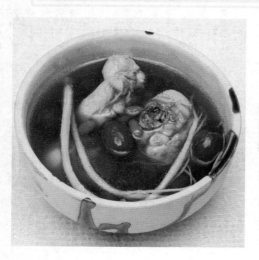

材料：红枣30克，枸杞20克，党参3根，鸡300克，姜、葱、香油、盐、胡椒粉、料酒各适量。

做法：

① 鸡处理干净后剁成块状；红枣、枸杞、党参洗净；姜洗净切片；葱洗净切段。

② 将剁好的鸡块、红枣、枸杞、党参加水炖煮，加入姜、葱、料酒煮约10分钟。

③ 转小火炖片刻，撒上盐、胡椒粉，淋上香油即可。

车前草猪肚汤

功效： 本品具有利水通淋、健脾祛湿的功效，但肾虚尿频者及孕妇慎食。

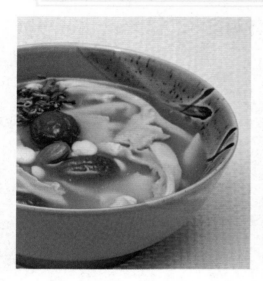

材料： 鲜车前草150克，薏米30克，南北杏10克，红豆30克，猪肚2只，猪瘦肉250克，蜜枣3颗，盐5克，花生油、淀粉各适量。

做法：

① 先用花生油、淀粉反复搓擦猪肚，以去除黏液和异味，然后洗净余水，切块；猪瘦肉洗净切块。

② 分别用清水洗净鲜车前草、薏米、红豆、南北杏。

③ 在瓦煲内放入1600毫升清水，煮沸后加入猪肚、猪瘦肉、鲜车前草、薏米、南北杏、蜜枣以及红豆，用小火煲2小时，最后加盐调味即可。

养肾乌鸡汤

功效： 本品可温中健脾、补益气血，适合男性肾气受损、精子质量下降等症。

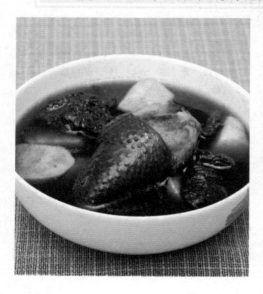

材料： 熟地20克，淮山15克，山茱萸、丹皮、茯苓、泽泻、桔梗各10克，车前子、牛膝各7.5克，附子5克，乌鸡腿1只，盐1小匙。

做法：

① 将乌鸡腿洗净剁块，入沸水余去血水；全部药材洗净，备用。

② 将乌鸡腿及所有的药材放入煮锅中，加水至盖过所有材料，大火煮沸，转小火煮40分钟，最后加盐调味即可。

苦瓜鸭肝汤

功效： 此汤有补肝明目、清热解毒、益气壮阳的功效。

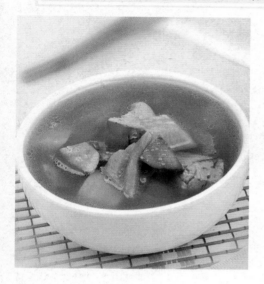

材料： 决明子10克，鸭肝200克，苦瓜50克，火腿10克，高汤、酱油各适量。

做法：

① 将鸭肝洗净切块，汆水；苦瓜洗净切块；火腿切块备用。

② 将决明子装入纱布袋扎紧备用。

③ 净锅上火，倒入高汤，调入酱油，下入鸭肝、苦瓜、火腿、决明子煲至熟，去除纱布袋即可。

葛根猪肉汤

功效： 本品发散风寒、利尿通淋，对风寒感冒有一定的防治作用。

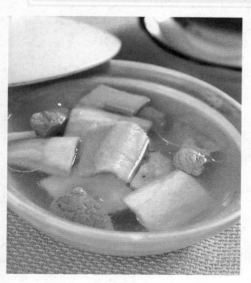

材料： 葛根40克，柴胡10克，猪肉250克，盐、味精、葱花、胡椒粉、香油各适量。

做法：

① 将猪肉洗净，切成小方块；葛根洗净切块；柴胡洗净。

② 锅中加水烧开，下猪肉汆去血水。

③ 猪肉入砂锅，煮熟后加入葛根、柴胡和盐、味精、葱花、香油等，稍煮片刻，撒上胡椒粉即成。

Part 04
三月养阳,
护肝益脾

三月是春季的第二个月份,
包括惊蛰和春分两个节气。
此时是最有春季特点的时节,
有"阳春三月"之称。
也就是说这是阳气逐渐旺盛的时期,养阳正当时。
中医认为,春季与五脏中的肝相应,
此外,春季也是养脾的好时机,
所以,三月养生需护肝益脾。

1. 最佳时令蔬菜：莴笋

> **适用量：** 每日60克左右为宜。
>
> **热量：** 约586焦/克。
>
> **性味归经：** 性凉，味甘、苦。归胃、膀胱经。
>
> **食疗功效：** 莴笋有增进食欲、刺激消化液分泌等功效，还有利尿、降血压、预防心律不齐的作用，对风湿性疾病、痛风也有食疗功效。

莴笋中含有大量的膳食纤维和维生素，能够促进肠胃蠕动，延缓肠道对脂肪和胆固醇的吸收，是防治高脂血症的理想食物。莴笋还能激活胰岛素，降低血糖。

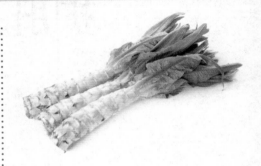

❀ 选购保存

选购莴笋时应选择茎粗大、肉质细嫩、多汁新鲜、无枯黄叶、无空心、中下部稍粗或呈棒状的。将莴笋放入盛有凉水的器皿内，水淹至莴笋主干三分之一处，可放置3~5天。

❀ 食用建议

小便不通、尿血、水肿、痛风、糖尿病、肥胖、神经衰弱、高血压、高脂血症、心律不齐、失眠患者可经常食用莴笋。眼病患者，脾胃虚寒、腹泻便溏者不宜常食莴笋。

❀ 烹饪提示

莴笋怕咸，在烹制时应少放盐。焯莴笋时若时间过长、温度过高，会使莴笋绵软，失去清脆口感。

2. 最佳时令蔬菜：菠菜

> 适用量：每次80克为宜。
>
> 热量：约1005焦/克。
>
> 性味归经：性凉，味甘、辛。归大肠、胃经。
>
> 食疗功效：菠菜具有止血养血、敛阴润燥的功效，能促进肠胃蠕动，利于排便。对于痔疮、慢性胰腺炎、便秘、肛裂等病症有食疗功效。

菠菜中的膳食纤维可缓解血糖上升过快，刺激肠胃蠕动，帮助排便和排毒，还能加快胆固醇的排出，有利于脂肪和糖分代谢，是控制血脂与血糖的必需物质。

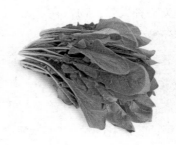

❀ 选购保存

应挑选叶色较青、新鲜、无虫害的菠菜。用湿纸包好装入塑料袋或用保鲜膜包好放在冰箱里，可保存2天左右。

❀ 烹饪提示

菠菜中的草酸含量较高，直接食用会与人体内的钙形成草酸钙，草酸钙会影响人体对钙的吸收。所以烹炒菠菜前宜用水焯一下，减少草酸含量。

❀ 食用建议

原发性高血压患者，便秘者，贫血者，坏血病患者，糖尿病患者，皮肤粗糙、过敏者都可经常食用菠菜。肾炎患者、肾结石患者、脾虚便溏者不宜食用菠菜。

3. 最佳时令蔬菜：马兰头

适用量： 每次20克为宜。

热量： 约1046焦/克。

性味归经： 性凉，味辛。归肝、胃、肺经。

食疗功效： 马兰头含丰富的维生素，其维生素A的含量超过番茄，维生素C的含量超过柑橘类水果，有清热解毒、止血、散结消肿的功效。

作为一种天然植物，春季之时，马兰头幼嫩的地上部茎叶可作为一种营养保健型蔬菜食用，可炒食、凉拌或做汤，香味浓郁，营养丰富。其食用价值高，药用效果好，老年人可以经常食用，以养生益气、颐养天年。

❖ 选购保存

马兰头以茎直立、略带红色、表面粗糙、两面有短毛者为上品。直接用保鲜袋装好，放入冰箱冷藏室可保存1周左右。

❖ 食用建议

一般人均可食用马兰头。

❖ 烹饪提示

烹调中，可与多种荤素食材搭配，但加热时间不宜过长，旺火速成为佳。配烧菜时，可用来做成围边。需要注意的是，马兰头搭配大鱼大肉反致其味道失去鲜美，因此不宜与肉禽类食物搭配食用。

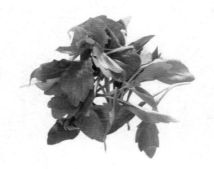

4. 最佳时令肉类：鸭肉

适用量：每日60克左右。

热量：约10046焦/克。

性味归经：性寒，味甘、咸。归脾、胃、肺、肾经。

食疗功效：具有养胃滋阴、清肺解热、大补虚劳、利水消肿、保护心脏之功效，用于治疗咳嗽痰少、咽喉干燥、阴虚阳亢之头晕头痛、水肿、小便不利。

鸭肉含丰富的蛋白质、B族维生素、维生素E、不饱和脂肪酸，以及钾、锌、镁等多种矿物质，可降血糖，老年人常食可防治心血管疾病。

❀ 选购保存

鸭子应以体表光滑，呈乳白色，形体扁圆，肌肉结实，有凸起的胸肉者为佳。优质的鸭肉香味四溢，切开后切面呈玫瑰色。

❀ 食用建议

适宜营养不良、上火、水肿、低热、虚弱、大便秘结、糖尿病、肺结核、慢性肾炎水肿等患者食用。

❀ 烹饪提示

母鸭的腥臊味相对淡一点，烹制时尽量选用母鸭肉。

炖汤的鸭要偏老偏瘦，这样肉质才不会太烂或过于油腻。烤鸭则要选肥一点儿的鸭子，用烤出来的油浸润鸭肉，避免瘦鸭肉吃起来干涩。如果是炒鸭肉，就要选肥瘦适中且偏嫩一点儿的鸭子来做，口感会更好。

5. 最佳时令水产：鲢鱼

> **适用量**：每次50克为宜。
>
> **热量**：约4353焦/克。
>
> **性味归经**：性温，味甘。归脾、胃经。
>
> **食疗功效**：鲢鱼具有健脾、利水、温中、益气、化湿之功效。另外，鲢鱼肉中蛋白质、脂肪酸含量很高，能降低胆固醇和血液黏稠度。

鲢鱼富含蛋白质、钙、镁、磷、铁、钾、硒等营养成分，既能强身健体，又可促进胰岛素的形成和分泌，加强胰岛素的功能，维持血糖水平，所以适合老年人食用。

❀ 选购保存

选购鲢鱼时，以头形浑圆者为佳。买回新鲜鲢鱼后，将鲢鱼宰杀洗净，切成块分装在塑料袋里放入冷冻室，烹调前拿出解冻。但一次吃多少就解冻多少，不宜将已经解冻的鲢鱼再放回冰箱二次冷冻。

❀ 食用建议

脾胃气虚、营养不良、肾炎水肿、小便不利、肝炎患者适宜食用。甲亢、感冒、发热、痈疽疔疮、无名肿毒、瘙痒性皮肤病、目赤肿痛、口腔溃疡、大便秘结、红斑狼疮等病症患者不宜食用。

❀ 烹饪提示

鱼肉比较容易熟，在蒸鱼或煮鱼汤时，时间都不宜太久，否则鱼肉肉质不鲜嫩，影响口感。

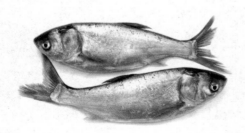

6. 最佳时令水果：枇杷

适用量： 每日100~150克为宜。

热量： 约1720焦/克。

性味归经： 性凉，味苦。归肺、胃经。

食疗功效： 具有生津止渴、清肺止咳、和胃除逆之功效，主治肺热咳嗽、久咳不愈、咽干口渴、胃气不足等症，有一定食疗功效。B族维生素的含量也很高，对保护视力、保持皮肤滋润健康有重要作用。

枇杷具有清肺和胃、降气化痰的功效，主治肺热咳痰、咯血、衄血、胃热呕哕。适合春季冷暖交替时节经常食用，对因风热引起的肺炎、支气管炎、咽炎、鼻出血有很好的疗效。

❀ 选购保存

宜选择颜色金黄、颗粒完整、里面有茸毛和果粉的果实。枇杷可用保鲜袋装好放入冰箱冷藏3天左右。

❀ 食用建议

枇杷适宜健康人群以及肺痿咳嗽、胸闷多痰、劳伤吐血者食用。糖尿病患者忌食。未成熟的枇杷尽量不要食用。枇杷仁含氢氰酸，有毒，故吃枇杷时忌食枇杷仁。

❀ 烹饪提示

枇杷可以和火龙果煮汤做成水果汤，也可以和柚子、百合一起泡茶做成枇杷柚子百合饮。将枇杷和冰糖倒锅里一起煮，并不停地搅拌，直到枇杷成糊状，可制成枇杷酱。

老年人
食疗365

7. 最佳时令水果：猕猴桃

> **适用量：** 每日1~2个为宜。
>
> **热量：** 约2344焦/克。
>
> **性味归经：** 性寒，味甘、酸。归胃、膀胱经。
>
> **食疗功效：** 有生津解热、调中下气、止渴利尿、滋补强身之功效。老年人多食用，可以提高免疫力、抗衰老、抗肿消炎。

　　猕猴桃含有丰富的果胶和维生素C，可降低血液中胆固醇浓度，老年人常食能预防高脂血症以及心脑血管疾病。猕猴桃还含有一种天然糖醇类物质——肌醇，对调节脂肪代谢、降低血脂也有较好的效果。

❀ 选购保存

　　购买猕猴桃，一般要选择整体处于坚硬状态的果实。不要将猕猴桃放在通风处，这样会让水分慢慢流失，变得越来越硬。还未成熟的果实可以和苹果放在一起，有催熟作用。

❀ 食用建议

　　胃癌、食管癌、肺癌、乳腺癌、高血压病患者，食欲不振者、消化不良者、老弱病人、情绪不振者、常吃

烧烤类食物的人适宜食用。脾胃虚寒者、腹泻便溏者、糖尿病患者忌食。

❀ 烹饪提示

　　吃猕猴桃时，去皮比较麻烦。可以先切掉猕猴桃头尾，然后将水果刀插入果皮内侧（不要过多插入果肉里）转动一圈即可。

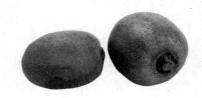

8. 最佳时令谷物：燕麦

> **适用量：** 每日40克左右为宜。
> **热量：** 约15362焦/克。
> **性味归经：** 性温，味甘。归脾、心经。
> **食疗功效：** 燕麦具有健脾、益气、补虚、止汗、养胃、润肠的功效，对预防动脉硬化、脂肪肝、糖尿病、冠心病、便秘、水肿有益。

燕麦富含多种维生素和人体必需的8种氨基酸，营养丰富，老年人食用具有滋养的作用。另外，燕麦中含有的钙、磷、铁、锌等矿物质，有促进伤口愈合、预防贫血的作用。

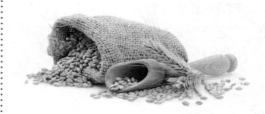

❋ 选购保存

应挑选大小均匀、颗粒饱满、有光泽的燕麦。密封后存放在阴凉干燥处即可。

❋ 烹饪提示

燕麦不能长时间高温熬煮，因为这样会破坏燕麦的维生素或者是蛋白质的结构，导致营养流失。

❋ 食用建议

脂肪肝、糖尿病、水肿、习惯性便秘、体虚自汗、多汗、盗汗、高血压、高脂血症、动脉硬化等病症患者宜食。

老年人
食疗365

9. 最佳时令谷物：蚕豆

适用量： 每日40克左右为宜。

热量： 约14023焦/克。

性味归经： 性平，味甘。归脾、胃经。

食疗功效： 蚕豆具有健脾益气、祛湿等功效。对脾胃气虚、肾病水肿、食管癌、胃癌等病症有一定辅助疗效。

蚕豆富含蛋白质，且不含胆固醇，营养价值很高。蚕豆中的维生素C可延缓动脉硬化；蚕豆皮中的膳食纤维有促进肠蠕动的作用，老年人常食可预防高脂血症、便秘、冠心病等病症。

❀ 选购保存

尽量选择已经包装好的蚕豆，散装的蚕豆容易被污染。新鲜蚕豆要剥出蚕豆米，装袋放入冰箱冷冻。老蚕豆储存时密封放于阴凉、干燥处，避免受潮。

❀ 食用建议

胃滞少纳、大便溏薄者，慢性肾炎、肾病水肿、食管癌、胃癌、高胆固醇血症、便秘患者宜食。脾胃虚弱者、有遗传性血红细胞缺陷症者，痔疮出血、慢性结肠炎、尿毒症等患者不宜食用。

❀ 烹饪提示

蚕豆可以用来做成香辣干蚕豆当零食吃，生鲜的蚕豆可以用来炒菜，但是一定要煮熟才能吃。蚕豆不宜生吃，否则容易导致溶血性贫血。

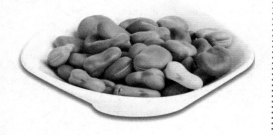

10. 三月养生食疗方

虫草雄鸭汤

功效： 本品有补虚、养胃生津、益精养气、止咳养肝之功效，适合肝脾两虚患者。

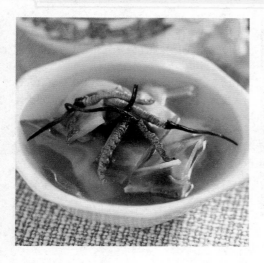

材料： 冬虫夏草5枚，陈皮末适量，雄鸭1只，姜片、胡椒粉、盐、味精各适量。

做法：

① 将冬虫夏草用温水洗净。

② 鸭洗净后斩块，放入沸水中氽去血水，然后捞出沥干水分。

③ 将鸭块与虫草放入砂锅中，加入适量水，先用大火煮开，再用小火炖软后加入姜片、陈皮末、胡椒粉、盐、味精调味即可。

灵芝肉片汤

功效： 本品具有安心神、益精气、护肝养脾之功效，对心悸、失眠多梦症状有食疗作用。

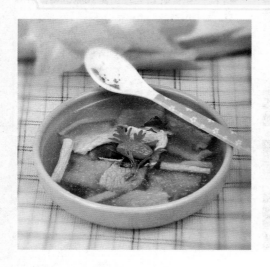

材料： 党参10克，灵芝12克，猪瘦肉150克，盐6克，香油3毫升，葱花、姜片各5克，食用油适量。

做法：

① 将猪瘦肉洗净，切片；党参、灵芝用温水略泡，备用。

② 净锅上火，倒油，将葱花、姜片爆香，下入肉片翻炒片刻，倒入水烧开。

③ 下入党参、灵芝，调入盐煲至熟，淋入香油即可。

老年人
食疗365

玉米排骨汤

功效：本汤可益气健脾，开胃消食。

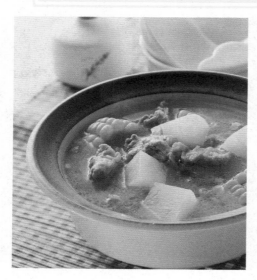

材料：党参、黄芪各15克，玉米适量，小排骨250克，盐2小匙。

做法：

① 将玉米洗净后剁成小块，备用。

② 将小排骨斩块，用沸水氽去腥味，捞起沥水，备用。

③ 把玉米、小排骨、党参、黄芪一起放入砂锅内，加入适量水，大火煮开后，再以小火炖煮40分钟，待汤汁渐渐入味后，起锅加盐调味即可。

芡实鸭汤

功效：本品可补肾助阳、固肾养精，适合肾虚冷泻、虚寒喘嗽等病症。

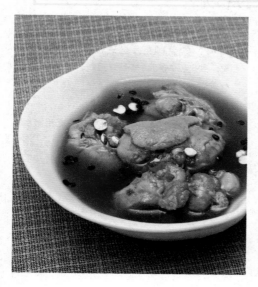

材料：补骨脂15克，芡实50克，鸭肉300克，盐1小匙。

做法：

① 将鸭肉洗净，放入沸水中氽去血水，捞出，备用。

② 芡实淘洗干净，与补骨脂、鸭肉一起放入锅中，加水至盖过所有的原材料。

③ 用大火将汤煮开，再转用小火续炖30分钟左右，快煮熟时加盐调味即可。

决明肝苋汤

功效： 此汤能保肝护肝、清热明目、润肠通便，适合目赤涩痛、大便秘结等病症。

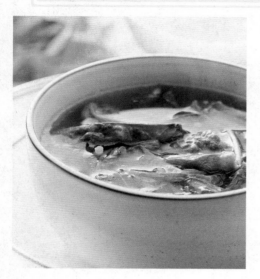

材料： 决明子15克，鸡肝2副，苋菜250克，盐适量。

做法：

① 苋菜择取嫩叶和嫩梗，洗净，沥干；鸡肝洗净，切片，氽去血水后捞起。

② 决明子装入纱布袋扎紧，放入煮锅中，加水1200毫升熬成药汁，捞出药袋丢弃。

③ 药汁中加入苋菜，煮沸后下肝片，再煮沸一次，加盐调味即可。

陈皮粥

功效： 此汤具有理气、温中、健胃的功效，适合脾胃虚弱、食欲不振等病症。

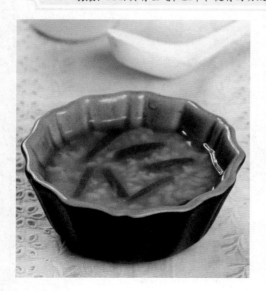

材料： 陈皮5克，高良姜10克，白扁豆5克，粳米50～100克，盐少许。

做法：

① 将陈皮、高良姜洗净，捣为末。

② 将陈皮、高良姜末放入锅中，加水煎煮15分钟，去渣取汁。

③ 粳米、白扁豆洗净，入锅，加入之前的药汁煮粥，临熟，入少许盐，煮烂后即可关火。分早、晚两次服食。

Part 05
四月补气，
调节阴阳

四月是春季的最后一个月，
包括清明和谷雨两个节气。
清明节有各种传统活动，
是一个春游的好时节。
四月也是即将要过渡到夏季的一个月份，
阳气浮于表面，容易出现气虚。
所以说，这个月养生可以多补气，
调节阴阳的平衡，从而维持健康状态。

1. 最佳时令蔬菜：芦笋

适用量： 每次50克左右为宜。

热量： 约795焦/克。

性味归经： 性凉，味苦、甘。归肺经。

食疗功效： 芦笋可以使细胞生长正常化，具有防止癌细胞扩散的功能，对淋巴腺癌、肾结石、皮肤癌等有一定疗效。适合老年人食用。

芦笋中含有丰富的胡萝卜素、维生素、膳食纤维、铬元素，能够调节血脂，预防高脂血症。

❀ 选购保存

选购时，以形状正直、笋尖花苞紧密、不开芒，未长腋芽，没有水伤腐臭味，表皮鲜亮不萎缩为佳。贮存时宜用报纸卷好，置于冰箱冷藏。

❀ 食用建议

高血压、高脂血症、动脉硬化患者，体质虚弱、气血不足、习惯性便秘者及肝功能不全、肾炎水肿、尿路结石者可经常食用。芦笋中含嘌呤较多，所以痛风患者不宜食用。

❀ 烹饪提示

芦笋中的叶酸很容易被破坏，如果想通过食用芦笋补充叶酸，则应该避免高温烹煮，最好用微波炉小功率热熟。

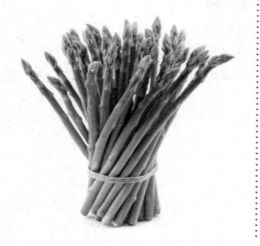

2. 最佳时令蔬菜：生菜

适用量： 每次100克左右为宜。

热量： 约628焦/克。

性味归经： 性凉，味甘。归心、肝、胃经。

食疗功效： 生菜有利五脏、坚筋骨、明耳目、利小便之效。生菜中含莴苣素，有降低胆固醇、改善神经衰弱等功效，很适合老年人食用。

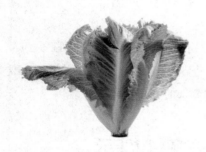

生菜富含膳食纤维，能够增加饱腹感，延缓葡萄糖的吸收。生菜还含有钾、钙、铁等矿物质，可降低血糖，减缓餐后血糖上升的速度，有助于老年人预防糖尿病。

❀ 选购保存

应挑选色绿、棵大、茎短的鲜嫩生菜。生菜不宜久存，用保鲜膜封好置于冰箱中可保存2~3天。

❀ 食用建议

一般人群均可食用，特别适合胃病患者、肥胖者、高胆固醇患者、神经衰弱者、肝胆病患者、维生素C缺乏者食用。但是尿频、胃寒的人应少吃。

❀ 烹饪提示

不要食用过夜的熟生菜，以免引起亚硝酸盐中毒。

3. 最佳时令蔬菜：马蹄

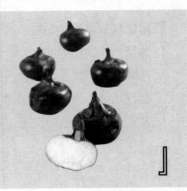

> **适用量：**每日40克左右为宜。
> **热量：**约2470焦/克。
> **性味归经：**性微凉，味甘。归肺、胃、大肠经。
> **食疗功效：**马蹄富含粗纤维，可防止老年人便秘，还具有清热解毒、降血压、利尿等作用。

马蹄中含有不耐热的抗菌成分——荸荠英，对金黄色葡萄球菌、大肠杆菌及绿脓杆菌等均有一定的抑制作用，同时对降低血压也有一定效果，尤其适合痰湿较重的老年人食用。

❖ 选购保存

马蹄的生产季节在冬、春两季。选购时，应选择个大、外皮呈深紫色而且芽短粗的。不宜置于塑料袋内保存，置于通风的竹箩筐内最佳。

❖ 食用建议

发热病人及高血压、便秘、黄疸、痢疾、水肿、小便不利、肺癌、食管癌等患者都可经常食用马蹄，但是脾胃虚寒、血虚、血瘀者不宜常食。另外，喉干舌燥、肝胃积热、喉咙有寒痰时，也宜多吃马蹄。

❖ 烹饪提示

马蹄不宜生吃，因为马蹄生长在泥中，外皮和内部都有可能附着较多的细菌和寄生虫，所以一定要洗净煮熟透后方可食用。

4. 最佳时令肉类：牛肉

> 适用量：每日80克左右为宜。
>
> 热量：约4437焦/克。
>
> 性味归经：性平，味甘。归脾、胃经。
>
> 食疗功效：牛肉补脾胃、益气血、强筋骨，对虚损羸瘦、消渴、脾弱不运、腰膝酸软、久病体虚、头晕目眩等病症有食疗作用。

牛肉中所含的氨基酸组成比猪肉更接近人体需要，能提高机体抗病能力，且脂肪和胆固醇含量比猪肉低。因此，老年人适量食用牛肉更有益健康。

❀ 选购保存

新鲜牛肉有光泽，肌肉呈红色，脂肪洁白。触摸时不黏手，按压后的凹陷处能立即恢复。买回来的新鲜牛肉不用清洗，直接分切成小块，分开装入保鲜袋内放进冰箱冷冻。

❀ 食用建议

高血压、冠心病、血管硬化和糖尿病患者，老年人以及身体虚弱者适宜食用。内热者及皮肤病、肝病、肾病患者不宜多食。

❀ 烹饪提示

切牛肉时需横刀切断牛肉的肌纤维，有利于嚼碎。烹调之前可用调料腌渍入味。不同部位的牛肉宜采用不同的烹制方法，如炖牛肉要选用牛腩肉、胸口肉或尾根肉。

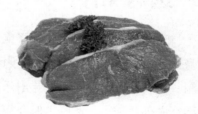

5. 最佳时令水产：带鱼

> **适用量：** 每日80克左右为宜。
>
> **热量：** 约5316焦/克。
>
> **性味归经：** 性温，味甘。归肝、脾经。
>
> **食疗功效：** 带鱼具有暖胃、泽肤、补气、养血、美容以及强心补肾、舒筋活血、消炎化痰、清脑止泻、消除疲劳之功效。

带鱼含有丰富的维生素A，维生素A具有维护细胞功能的作用，可以保持皮肤、骨骼、牙齿、毛发的健康。带鱼中的卵磷脂含量也很丰富，对增强记忆力很有帮助，还可以预防阿尔茨海默病。

❀ 选购保存

新鲜带鱼为银灰色，有光泽感，鱼身饱满，肉质紧实。带鱼宜现购现烹制。如果一次吃不完，就要剖开鱼身掏空内脏并洗净，然后用保鲜袋装起来放入冰箱冷冻。

❀ 食用建议

老年人、儿童、孕产妇，以及气短乏力、久病体虚、血虚头晕、营养不良、皮肤干燥者适宜食用。有疥疮、湿疹等皮肤病者、皮肤过敏者，癌症、红斑狼疮、痈疖疔毒、淋巴结核、肥胖症等患者不宜食用。

❀ 烹饪提示

带鱼切块后先用调料腌渍一下再烹调，更入味。

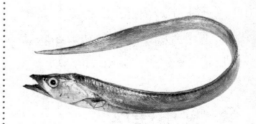

6. 最佳时令水产：刀鱼

> **适用量：** 每次60克左右为宜。
>
> **热量：** 约8707焦/克。
>
> **性味归经：** 性温，味甘。归脾、胃经。
>
> **食疗功效：** 刀鱼肉富含不饱和脂肪酸，能降低胆固醇水平。还富含镁元素，有利于预防高血压、心肌梗死等心血管疾病。

每当春季，刀鱼成群溯江而上，形成鱼汛，故而有"春潮迷雾出刀鱼"的说法。刀鱼肉质鲜美，与鲥鱼、河豚和鮑鱼一起被誉为"长江四鲜"，更是富含蛋白质、脂肪、磷、铁、钙、锌、镁以及维生素A、维生素B_1、维生素B_2等营养成分，有养肝、祛风、止血等功效。

❀ 选购保存

新鲜刀鱼鱼体光滑、整洁，无病斑，鳍条完整，且有一种天然的鱼腥味。储存时将刀鱼肉清洗干净，擦干，剁成大块，抹上一些盐和料酒，再放到冰箱冷冻，这样就可以长时间保存。

❀ 食用建议

一般人均可食用，尤其适合儿童、老年人和营养不良者。湿热内盛者和患有疥疮瘙痒者忌食。

❀ 烹饪提示

炸刀鱼前滴几滴醋可使鱼增香，食用起来味道更为鲜美。

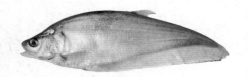

老年人
食疗365

7. 最佳时令水果：菠萝

> **适用量**：每日100克左右为宜。
>
> **热量**：约1716焦/克。
>
> **性味归经**：性平，味甘。归脾、胃经。
>
> **食疗功效**：菠萝有消食、降血脂的功效，老年人经常食用有较好的食疗功效。

菠萝中富含的钾，能促进体内钠盐的排出，可有效降低血压，对患有高血压的老年人有较好的食疗功效。菠萝所含的维生素C也相当丰富，可有效降低胆固醇和血脂，保护血管。

❀ 选购保存

未削皮的整个菠萝放在阴凉、干燥处保存即可。削了皮的菠萝可浸泡在盐水中，或用保鲜膜包好放冰箱中冷藏。

❀ 食用建议

菠萝削皮之后要用盐水浸泡一下再吃。盐水能破坏菠萝中的一种酶，避免口腔黏膜和嘴唇的幼嫩表皮受到损伤。

❀ 烹饪提示

菠萝既可以削皮泡盐水生吃，也可以加工制成各种美食，比如菠萝罐头、菠萝果汁等，适量食用有益健康。

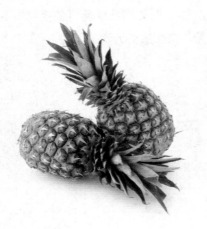

8. 最佳时令谷物：豌豆

> **适用量：** 每日40克左右为宜。
>
> **热量：** 约13102焦/克。
>
> **性味归经：** 性温，味甘。归脾、胃、大肠经。
>
> **食疗功效：** 豌豆富含营养，具有益中气、止泻痢、调营卫、利小便、消痈肿、解乳石毒之功效。同时，对于脚气、痈肿、乳汁不通、脾胃不适、呃逆呕吐、心腹胀痛、口渴泻痢等病症也有一定的食疗作用。

❂ 食用建议

因为豌豆不易消化，所以一次不宜多吃，否则会引起腹胀，尤其是尿路结石、皮肤病和慢性胰腺炎患者更不宜多吃。

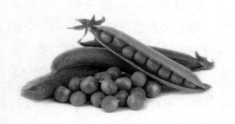

豌豆中蛋白质含量较高，能提高机体的抗病能力。其富含的膳食纤维能促进胃肠蠕动，防止脂肪在体内积聚，加速胆固醇和脂肪随大便排出，有效预防老年人便秘。

❂ 烹饪提示

炒豌豆之前应该先用水焯至断生，这样豌豆更容易炒熟。

❂ 选购保存

新鲜的豌豆颜色翠绿、表皮光滑、籽粒饱满。生的豌豆和煮熟的豌豆都可放冰箱保存2天左右。

9. 最佳时令干果：杏仁

> **适用量：** 每日10~20克（甜杏仁）为宜。
>
> **热量：** 约23524焦/克。
>
> **性味归经：** 性微温，味甘、酸。归肺经。
>
> **食疗功效：** 杏仁富含钙、镁等对人体有益的矿物质，常食对老年人的骨骼健康极为有利。

杏仁富含蛋白质、钙、不饱和脂肪酸和维生素E，有降低血糖和胆固醇水平的作用。此外，杏仁中所含的苦杏仁苷可保护血管，维持正常血压水平，尤其适合老年人食用。

❋ 选购保存

应选壳不分裂、不发霉或未染色的杏仁。购买的杏仁要有统一的颜色，气味香甜。杏仁应放置在阴凉、干燥处密封保存。

❋ 食用建议

伤风感冒、肺虚咳嗽、干咳无痰、便秘患者适宜食用。凡阴亏、郁火者不宜长期内服。肺结核、支气管炎、慢性肠炎、干咳无痰等病症患者忌经常大量食用杏仁。

❋ 烹饪提示

去皮杏仁的味道比带皮杏仁略显清淡，而烤制杏仁的味道浓郁，可按自己的口味选择烹饪方式。

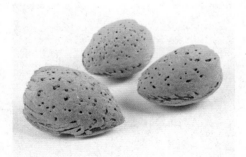

10. 四月养生食疗方

核桃冰糖炖梨

功效： 本品有补虚、养胃生津、益精养气、止咳润肺之功效，适合肺肾两虚者。

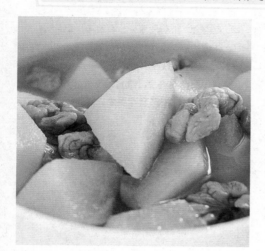

材料： 核桃仁30克，梨150克，冰糖30克。

做法：

① 梨洗净，去皮去核，切块备用；核桃仁洗净备用。

② 将梨块、核桃仁放入煲中，加入适量清水，先用大火煮沸，再转小火煲30分钟。

③ 加冰糖调味即可。

麦枣排骨汤

功效： 此汤具有开胃消食、补脾益气、养血补心、安神解郁、缓急止痛的功效。

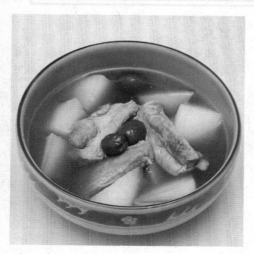

材料： 甘草15克，红枣10枚，排骨250克，小麦100克，白萝卜15克，盐适量。

做法：

① 排骨斩块，氽水、洗净；白萝卜洗净，切块。

② 红枣、甘草洗净；小麦泡发洗净。

③ 将除盐之外的所有材料盛入煮锅，加8碗水煮沸，然后转小火炖约40分钟，加盐调味即成。

老年人
食疗365

山药鳝鱼汤

功效： 此汤具有补脾健胃、补中益气、祛风通络之效，对积食等有食疗作用。

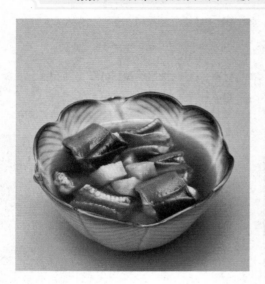

材料： 山药150克，鸡内金10克，鳝鱼1条，生姜、盐各适量。

做法：

① 鸡内金、山药洗净；生姜洗净，切片。

② 将鳝鱼剖开洗净，去除内脏，放进开水锅内稍煮，捞起，过冷水，刮去黏液，切成长段。

③ 将山药、鸡内金、鳝鱼、姜片放入砂煲内，加适量清水，煮沸后改用小火煲1～2小时，加盐调味即可。

苁蓉黄精骶骨汤

功效： 此汤可以补肾健脾、益气强精，适用于风湿酸痛、筋骨无力等症。

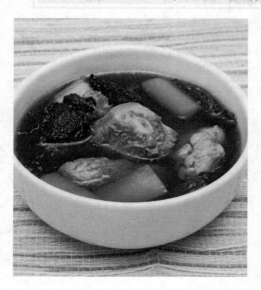

材料： 肉苁蓉、黄精各15克，白果粉1大匙，猪尾骶骨1副，胡萝卜1根，盐1小匙。

做法：

① 猪尾骶骨洗净，放入沸水中氽去血水，备用；胡萝卜冲洗干净，削皮，切块备用；肉苁蓉、黄精洗净，备用。

② 将肉苁蓉、黄精、猪尾骶骨、胡萝卜一起放入锅中，加水至盖过所有材料。

③ 用大火煮沸，再转用小火续煮约30分钟，加入白果粉再煮5分钟，最后加盐调味即可。

参枣甜糯米

功效： 本品具有补脾益气、养血补心、安神解郁的功效。

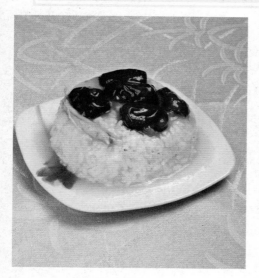

材料：红枣30克，党参10克，糯米250克，白糖50克。

做法：

① 将党参、红枣放入锅内，加水泡发后煮30分钟，取药液备用；捞出党参、红枣，党参切段。

② 将糯米洗净，放在大瓷碗中，加适量水，蒸熟后扣在盘中。

③ 将党参、红枣摆在糯米饭上，药液加白糖煎成浓汁后浇在糯米饭上即可。

枸杞菊花茶

功效： 本品滋肾阴，补肝血，清热、提神、醒脑，能有效预防春困。

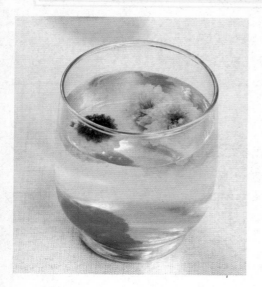

材料：枸杞5克，菊花3克，冰糖适量。

做法：

① 砂锅中注入适量清水烧开，倒入洗净的菊花，拌匀，煮沸后用小火续煮约10分钟，至其散发出香味。

② 撒上洗净的枸杞，拌匀，用小火续煮约3分钟，搅拌片刻。

③ 放入适量冰糖，煮至冰糖溶化，盛出即可。

Part 06
五月养心，
安度仲夏

五月是进入夏季的第一个月份，
包含了立夏和小满两个节气，
是大部分庄稼苗壮成长的时期。
此时的天气开始变得炎热。
夏季五行属火，与五脏中的心相应，
因而，这时的养生应当注重养心。
苦味食物入心，具有清凉解暑的功效，
如苦瓜、绿茶等都具有很好的养心作用。

老年人
食疗365

1. 最佳时令蔬菜：苦瓜

> **适用量：** 每次80克左右。
>
> **热量：** 约795焦/克。
>
> **性味归经：** 性寒，味苦。归心、肝、
> 脾、胃经。
>
> **食疗功效：** 苦瓜具有清热消暑、明
> 目、降低血糖、补肾健脾、益气壮阳、
> 提高机体免疫能力的功效，对痢疾、糖尿病等有一定疗效。

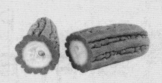

苦瓜富含维生素C，对老年人保持血管弹性、维持正常生理功能，以及防治高血压、脑出血、冠心病等具有食疗作用。此外，苦瓜中的钾可以保护心肌细胞，有效降低血压。

❀ 选购保存

苦瓜身上一粒一粒的果瘤，是判断苦瓜好坏的标准。颗粒越大越饱满，表示瓜肉也越厚。苦瓜不耐保存，即使在冰箱中存放也不宜超过2天。

❀ 食用建议

苦瓜对于很多病症都有很好的食疗效果，一般人均可食用，特别适合糖尿病、高血压、癌症患者食用。但脾胃虚寒者不宜生食，食之容易引起吐泻腹痛。

❀ 烹饪提示

苦瓜质地较嫩，不宜炒制过久，以免影响口感。一次不宜吃太多，在与其他菜搭配炒制时不会将苦味传到搭配的菜上。

2. 最佳时令蔬菜：西蓝花

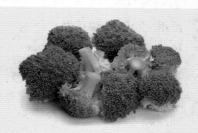

适用量：每日60克为宜。

热量：约1381焦/克。

性味归经：性凉，味甘。归肾、脾、胃经。

食疗功效：西蓝花有爽喉、开音、润肺、止咳的功效，能够阻止胆固醇氧化，长期食用可以减少直肠癌、胃癌、心脏病等的发病概率。

西蓝花含有丰富的铬和大量的膳食纤维。铬能促进胰岛素分泌，调节血糖，适合老年糖尿病患者食用。膳食纤维不仅能促进肠道蠕动，还有利于脂肪代谢，可预防高脂血症。

❀ 选购保存

选购西蓝花以菜株亮丽、花蕾紧密结实的为佳。用透气膜包住西蓝花，然后直立放入冰箱的冷藏室，可保鲜1周左右。

❀ 食用建议

一般人都可以食用，高脂血症患者，口干口渴、消化不良、食欲不振、大便干结者，癌症患者，肥胖者，体内缺乏维生素K者宜常吃西蓝花，但尿路结石患者不宜食用西蓝花。

❀ 烹饪提示

食用西蓝花前将其放在盐水里浸泡几分钟，可去除残留农药。水煮西蓝花容易让口感变软，吃起来不爽口，所以建议采用蒸的方式烹调西蓝花。另外，烹饪时间不可过长，时间过长不仅会影响口感，也容易破坏西蓝花中的营养成分。

老年人
食疗365

3. 最佳时令肉类：鹅肉

> 适用量：每日50克为宜。
>
> 热量：约2553焦/克。
>
> 性味归经：性平，味甘。归脾、肺经。
>
> 食疗功效：鹅肉可以暖胃生津、补虚益气、补肺止咳、和胃止渴、祛风湿、防衰老。

鹅肉含丰富的脂肪、维生素A、B族维生素及多种氨基酸，并且不饱和脂肪酸含量高，对人体健康十分有利。同时鹅肉作为绿色食品于2002年被联合国粮农组织列为21世纪重点发展的绿色食品之一。

❀ 选购保存

宜选择肉丝洁白、肉质有弹性的鹅肉，闻起来稍微带一点儿腥味。将鹅肉处理干净，泡水20分钟后放入冰箱冷冻，然后拿出来再次淋水冷冻。

❀ 食用建议

适宜身体虚弱、气血不足以及营养不良之人食用。凡经常口渴、气短乏力者，可喝鹅汤、吃鹅肉。

❀ 烹饪提示

烹调上通常以炖居多，如鹅肉炖萝卜、鹅肉炖冬瓜、鹅肉炖土豆等，也可依个人口味用其他的烹调方法制作。

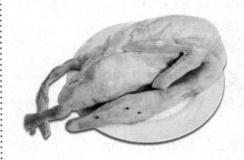

4. 最佳时令肉类：猪肝

适用量：每日50克为宜。

热量：约5397焦/克。

性味归经：性温，味甘、苦。归肝经。

食疗功效：猪肝含有丰富的营养物质，是最理想的补血佳品之一，具有补肝明目、养血、营养保健等作用。

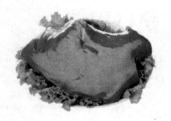

猪肝是一种生活中常见的补血食材，它富含维生素A和微量元素铁、锌、铜，而且鲜嫩适口，烹饪方式多样。在中医看来，猪肝适宜贫血萎黄、肝血不足和头昏眩晕者食用。

❀ 选购保存

健康的猪肝看起来呈暗红色且有光泽，外观应没有任何黑斑、白斑或瘀斑，摸起来有弹性、水分饱满，按压后会马上弹起，且没有表面凹凸不平的粗糙感。在新鲜猪肝的表面涂一层油，冷冻保存，下次取出时仍可保持新鲜，最好是隔天食用。

❀ 食用建议

一般人群皆可食用。但猪肝胆固醇含量较高，肥胖超重、胆固醇偏高的老年人尽量不要食用。

❀ 烹饪提示

烹饪时，一定要加热至全熟，至变成褐色为止，这样烹制，既能有效地清除猪肝中的某些毒性物质、杀灭寄生虫和致病菌，又可使猪肝滑嫩可口。烹饪猪肝时，不能贪图口感爽脆而缩短加热时间。

老年人
食疗365

5. 最佳时令水产：鲤鱼

> 适用量：每次80克为宜。
>
> 热量：约4563焦/克。
>
> 性味归经：性平，味甘。归脾、肾、肺经。
>
> 食疗功效：鲤鱼具有健胃、滋补、利水之功效，鲤鱼眼睛有黑发、悦颜、明目的效果。鲤鱼含有不饱和脂肪酸，能很好地降低胆固醇水平。

鲤鱼肉中含有丰富的微量元素镁，可促进胰岛素的分泌，从而降低血糖。其还含有大量的不饱和脂肪酸，具有降低胆固醇水平、防治心脑血管并发症的作用。

❀ 选购保存

鲤鱼体呈纺锤形，青黄色，最好的鱼游在水的下层，呼吸时鳃盖起伏均匀。将鲤鱼内脏和腮掏空洗净，稍微晾干水分，用保鲜袋装好放入冰箱冷藏。

❀ 食用建议

泄泻、湿痹、水肿、肠痈、肺痈、淋浊、慢性肠炎、阑尾炎、风湿性关节痛、尿路感染、癌症患者可以多多食用。

❀ 烹饪提示

将鲤鱼泡入冷水内，加入2汤匙醋，过2小时后再去鳞，则很容易刮净。烹制鲤鱼时，不用放鸡精，因为鲤鱼本身就鲜味十足。炸鲤鱼时，需用手提起鱼尾，边炸边用热油淋浇鱼身，定型后再全部入油浸炸。

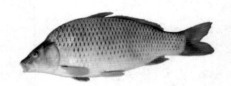

6. 最佳时令水果：桃子

> **适用量：** 每日1个为宜。
>
> **热量：** 约2009焦/克。
>
> **性味归经：** 性温，味甘、酸。归肝、大肠经。
>
> **食疗功效：** 桃子有补益、补心、生津、解渴、消积、润肠、解劳热之功效。

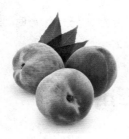

桃子富含膳食纤维，膳食纤维能占据胃的空间，加速胃肠道的蠕动，能有效预防老年人便秘。还富含有机酸，能促进消化液的分泌，增强老年人的食欲。

❀ 选购保存

好的桃子果体大，形状端正，外皮无伤、无虫蛀斑；果色鲜亮，成熟时果皮多为黄白色，顶端和向阳面现微红。用手捏一下，手感过硬的多是尚未成熟的，过软的为过熟桃。桃子适合放在阴凉干燥处或冰箱保存。

❀ 食用建议

桃子虽好，也有禁忌：一是未成熟的桃子不能吃，否则会导致腹胀或生疖痈；二是即使是成熟的桃子，也不能吃得太多，吃太多会令人生热上火；三是烂桃切不可食用。

❀ 烹饪提示

桃子除鲜食外，还可加工成桃脯、桃酱、桃汁、桃干和桃罐头。将桃子洗净切片，然后用罐装糖水腌渍即成桃罐头。

老年人
食疗365

7. 最佳时令水果：桑葚

> **适用量：** 每日50克左右为宜。
> **热量：** 约3977焦/克。
> **性味归经：** 性寒，味甘。归心、肝、肾经。
> **食疗功效：** 桑椹具有生津止渴、促进消化、帮助排便等作用，适量食用能促进胃液分泌，刺激肠蠕动及解除燥热。

桑葚含有丰富的铁、维生素C、有机酸，这些成分可降低血糖、血压、血脂，预防高血压、高脂血症，还有健脾胃、助消化的作用，老年人可以适量食用。

❀ 选购保存

在挑选桑葚的时候，以酸甜适口、黑中透亮、个大、颗粒饱满、紧实肉厚、色紫黑、没有出水、比较坚挺、糖分足者为佳。桑葚适宜放在阴凉干燥处保存，而且保存时间不要超过2天，不宜放冰箱保存。

❀ 食用建议

脾胃虚寒、腹泻者忌食。

❀ 烹饪提示

将桑葚和枸杞一起煲粥可制成桑葚枸杞粥。将桑葚倒沸水锅里熬成糊状，再加入适量蜂蜜和琼脂拌匀，可制成桑葚蜜露。

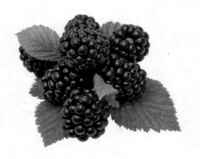

8. 最佳时令谷物：荞麦

> **适用量：** 每日40克左右为宜。
>
> **热量：** 约15320焦/克。
>
> **性味归经：** 性平，味甘。归脾、胃、肾经。
>
> **食疗功效：** 荞麦具有下气宽中、补虚益气、除湿发汗、止泻等功效，可有效辅助治疗胃痛胃胀、消化不良等病症。

荞麦所含有的钾、镁、锌等元素，可促进胰岛素的生成和分泌，老年人食用有利于血糖的平衡。它还富含多种维生素和人体必需的8种氨基酸，营养非常丰富，具有抗疲劳的作用。

❁ 选购保存

选购荞麦面粉要选择颜色呈乳白色或微带黄色，摸起来有绵柔感、清凉感，闻起来无异味，尝起来味道淡而微甜的。如果是密封包装的，不要买三无产品。荞麦面粉适宜放在阴凉、干燥处密封保存，避免受潮。

❁ 食用建议

一次不宜食用太多，否则会造成胃痉挛、腹胀、滑肠。

❁ 烹饪提示

加工荞麦面须先淘洗荞麦，后炒熟，再磨面；炒时要掌握火候，不宜过生或过熟；食用时要用沸水和面，做成的食品必须蒸熟。

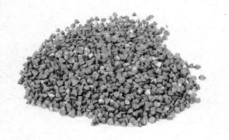

9. 最佳时令干果：腰果

> **适用量：** 每日30克为宜。
>
> **热量：** 约21850焦/克。
>
> **性味归经：** 性平，味甘。归脾、胃、肾经。
>
> **食疗功效：** 腰果中的脂肪成分主要是不饱和脂肪酸，有软化血管的作用，对保护血管、防治心血管疾病大有益处。

腰果富含膳食纤维以及钙、镁、铁等营养元素，有降低血糖和胆固醇水平的作用。此外，腰果有保护血管、维持正常血压水平的功效。因腰果还富含钙，能防治糖尿病性骨质疏松症，所以老年人可以适量食用。

❀ 选购保存

选购时应挑选外观呈完整月牙形、色泽白、饱满、气味香、油脂丰富、无蛀洞、无斑点的腰果。放置于阴凉干燥处密封保存。

❀ 食用建议

便秘、风湿性关节炎、高血压、尿结石患者适宜食用。腰果含油脂丰富，故不适合胆功能严重不良者、肠炎患者、腹泻患者和痰多者食用。

❀ 烹饪提示

将腰果搭配猪蹄筋一同烹饪，有补脑益智、安神助眠、保护血管等作用，对神经衰弱、失眠头晕以及心脑血管疾病大有益处。

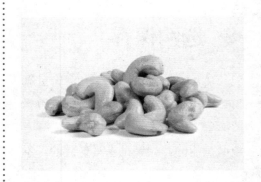

10. 五月养生食疗方

白果蒸鸡蛋

功效： 本品可温肺益气、强心护心，并能调节胃气、助食欲。

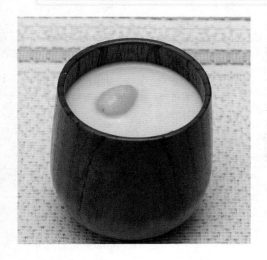

材料：白果5颗，鸡蛋2个，盐适量。

做法：

① 白果洗净，去皮；鸡蛋加盐打散搅匀，加温水调匀成蛋汁，滤去浮沫，盛入碗内，加入白果。

② 锅中加水，待水滚后转中小火隔水蒸蛋，每隔3分钟左右掀一次锅盖，让蒸汽溢出，保持蛋面不起气泡，约蒸15分钟即可。

芹菜益母草汤

功效： 此汤具有养心润肺、活血化瘀、利水的功效，老年人可多食。

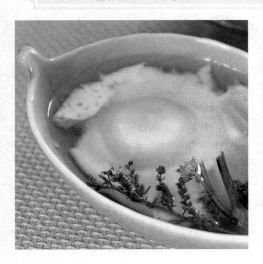

材料：益母草50克，芹菜250克，鸡蛋2个，香油10毫升，盐适量。

做法：

① 将芹菜洗净，切成3厘米长的小段；益母草洗净，备用。

② 置锅于火上，加适量水烧开，滴入香油，将两个鸡蛋敲开，整个下入锅中，加入芹菜段、益母草煎煮。

③ 鸡蛋熟后，加盐调味即可。

人参鹌鹑蛋汤

功效： 本品可健脾益气、强壮身体，对心力不足、消化不良等病症有益。

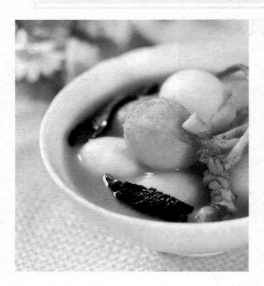

材料： 黄精10克，人参7克，鹌鹑蛋12枚，盐、味精、麻油、酱油、高汤各适量。

做法：

① 将人参煨软，黄精加水煎取汁。

② 鹌鹑蛋煮熟去壳，其中一半用麻油炸成金黄色，另一半去壳备用。

③ 锅内加入高汤、酱油、味精、盐兑成汁，下入人参、黄精汁、炸好的鹌鹑蛋和去壳的鹌鹑蛋煮5分钟即可。

五味子羊腰汤

功效： 本品可补肝益肾，对腰脊疼痛、头晕耳鸣、听力减退等症有食疗作用。

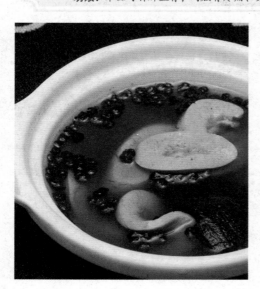

材料： 杜仲15克，五味子6克，羊腰500克，葱末、姜末、盐各适量。

做法：

① 将杜仲、五味子洗净，放入锅中，加入适量水，煎煮40分钟左右，再去掉浮渣，加热熬成稠液，备用。

② 羊腰洗净，去除筋膜和臊线，切成小块的腰花，用步骤①熬制的稠液裹匀。

③ 锅置火上，加入适量的水，煮至沸腾，再放入腰花、姜末煮至熟嫩后，加入葱末、盐调味即可。

陈丝里脊肉

功效：本品具有提升心力、益气养血、养阴生津及润燥等功效。

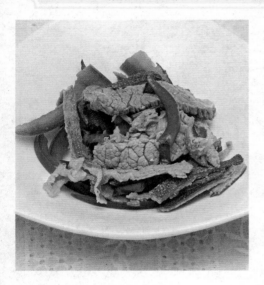

材料：陈皮5克，猪里脊肉60克，青葱5克，辣椒丝2克，水淀粉、米酒、油各5毫升，冰糖10克。

做法：

① 将猪里脊肉洗净，切片；青葱洗净，切丝；陈皮用温水泡10分钟后切丝。

② 猪肉片加入米酒，用水淀粉拌匀，放入油搅匀。起油锅，转中火，放入猪肉片拌炒至将熟，加入冰糖、陈皮丝炒匀，勾薄芡。

③ 起锅前撒下葱丝、辣椒丝即成。

金银花解毒茶

功效：此茶泻解毒火，抗病毒，清热燥湿，用于暑温胸闷、高热烦渴等症。

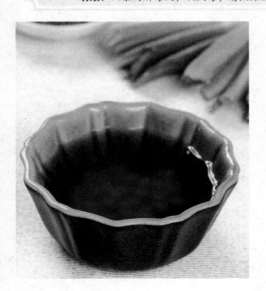

材料：金银花10克，冰糖10克，黄豆30克，绿豆160克。

做法：

① 将黄豆、绿豆洗净、泡发，入锅中加水1000毫升左右，开大火煮至水沸，再转小火续煮至豆熟透。

② 将金银花洗净，下入锅中煮5分钟。

③ 然后将水面上浮起的金银花、豆皮撇去，最后加冰糖调匀即成。

Part 07
六月健胃，
抚平阳盛

六月是盛夏的月份，
包括芒种和夏至两个节气。
此时夏热正当时，
骄阳似火是这个时期的真实写照。
所谓"春夏养阳"，
中医认为，此时正是阳气最旺盛的时期，
阳虚的人要充分利用好这个时期的气候特点，
适当吃一些温阳的食物，
少吃冰冻的食物。

1. 最佳时令蔬菜：丝瓜

适用量：每次100克左右为宜。

热量：约837焦/克。

性味归经：性凉，味甘。归肝、胃经。

食疗功效：丝瓜具有清暑凉血、解毒通便、祛风化痰、行血脉等功效，能用于治疗身热烦渴、痰喘咳嗽等病症。老年人可多食用。

丝瓜中含有丰富的膳食纤维、丝瓜苦味质、瓜氨酸、皂苷等成分，能减少肠道对葡萄糖的吸收，控制餐后血糖升高，而且丝瓜所含的热量很低，适合老年人食用。

❀ 选购保存

丝瓜应选择鲜嫩、结实和光亮的，皮色为嫩绿或淡绿色，果肉顶端比较饱满，无臃肿感。丝瓜过熟不能食用。可放阴凉通风处保存或放入冰箱冷藏。

❀ 食用建议

皮肤粗糙、身体疲乏、痰喘咳嗽的老年人可常食丝瓜。由于丝瓜性凉，体虚内寒、腹泻者均不宜食用。

❀ 烹饪提示

烹制丝瓜时应注意尽量保持清淡，油要少用，可用味精或胡椒粉提味，这样才能体现丝瓜香嫩爽口的特点。

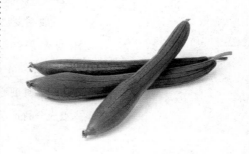

2. 最佳时令蔬菜：豆角

适用量：每日40克左右为宜。

热量：约1256焦/克。

性味归经：性平，味甘。归脾、胃经。

食疗功效：常食豆角可帮助调理消化系统，消除胸膈胀满，可防治急性肠胃炎、呕吐腹泻，还具有补肾止泄、益气生津的功效。

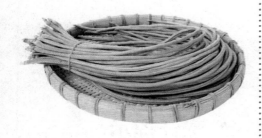

豆角中含有较多的烟酸，烟酸是天然的血糖调节剂，对患有糖尿病的老年人尤为有益。豆角中还含有大量的维生素C，能促进抗体的合成，提高机体抗病毒的能力。

❀ 选购保存

宜选购新鲜豆角，并应及时保鲜收藏，一般采用塑料袋密封保鲜，温度应保持在10~25℃之间。

❀ 食用建议

一般人均可食用。尤其适合患有糖尿病、肾虚、尿频的老年人食用。但气滞便结者应慎食。

❀ 烹饪提示

豆角烹调时先洗净、折断，注意去除有虫眼的部分。炒豆角之前先用水焯一下更容易炒熟。

3. 最佳时令肉类：乌鸡

适用量： 每日100克左右为宜。

热量： 约4646焦/克。

性味归经： 性平，味甘。归肝、肾经。

食疗功效： 滋阴养血、补肾填精、益肝、退热、补虚。

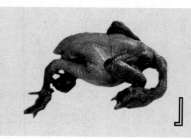

乌鸡是典型的低脂肪、低糖、低胆固醇、高蛋白的食物，富含维生素E、维生素B$_2$、烟酸、磷、铁、钠、钾等营养成分，可促进胰岛素的分泌，加强胰岛的作用。

❀ 选购保存

选购乌鸡时注意观察乌鸡全身皮肤均呈黑色，肌肉和内脏大部分也都是黑色，只有胸肌和腿部的颜色较浅。剁开乌鸡后鸡骨头骨质乌黑，骨膜细黑发亮。

买回的乌鸡如果不立即吃的话，可以将内外清洗干净，弄干表面的水分，用保鲜袋装起来放入冰箱冷藏，温度越低越好。正常情况下乌鸡可冷冻保鲜3～6个月。

❀ 食用建议

乌鸡和当归、黄芪、人参等补气补血的中药一起炖汤，可以大大增强滋补效果。

❀ 烹饪提示

乌鸡肉在烹饪之前需用水汆一下，可在水中放一把花椒和适量生姜片，再倒入适量料酒，这样可以很好地去除腥味。同时，汆水时间不宜太久，5～6分钟即可，否则会使肉质变老。

4. 最佳时令肉类：驴肉

> **适用量：**每次50克为宜。
>
> **热量：**约4856焦/克。
>
> **性味归经：**性凉，味甘。归心、肝经。
>
> **食疗功效：**驴肉中氨基酸的含量及其比例均适合人体的需要，肌肉纤维较细，结缔组织不甚发达，故消化吸收率高，是一种优质蛋白质。

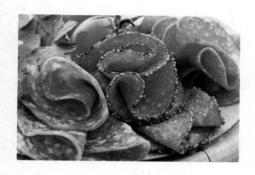

民间有"天上龙肉，地上驴肉"的谚语，以此来形容驴肉之美。这不仅是赞美驴肉的肉质鲜香细嫩，味美可口，更看重驴肉的营养价值和滋补健身的功效。驴肉含有糖类、钙、磷、铁及人体所需的多种氨基酸，能够提高人体免疫力。

❁ 选购保存

新鲜的驴肉呈红褐色，脂肪颜色淡黄，有光泽，脂肪滋味浓香。可把驴肉切成小块，用保鲜膜包裹好，放冰箱冷冻室内保存。

❁ 食用建议

一般人均可食用，身体瘦弱者尤宜。平素脾胃虚寒，有慢性肠炎、腹泻者忌食驴肉。

❁ 烹饪提示

驴肉略带腥味，可用苏打水调和去腥，在烹制驴肉时，可配些蒜汁、姜末，既能杀菌，又可除味。

5. 最佳时令水产：蛤蜊

> **适用量：**每日120克左右为宜。
>
> **热量：**约2595焦/克。
>
> **性味归经：**性寒，味咸。归胃经。
>
> **食疗功效：**蛤蜊具有滋阴润燥、利尿消肿、软坚散结的作用。对肝肾阴虚者有食疗作用。

蛤蜊肉含有代尔太7-胆固醇和24-亚甲基胆固醇，它们兼有抑制胆固醇在肝脏合成以及加速排泄胆固醇，从而使体内胆固醇水平下降的独特作用。

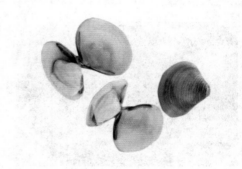

❀ 选购保存

选购蛤蜊时要选择鲜活的，可拿起来晃一晃，若为"砰砰"声，则说明蛤蜊是死的；若为较清脆的"咯咯"声，则说明蛤蜊是活的。鲜活的蛤蜊可用清水饲养保存，死去的蛤蜊应冰冻保存。

❀ 烹饪提示

烹调之前应充分洗净，可以用盐水浸泡半小时后，用清水冲洗。烹调时加入适量的姜和醋去腥。

❀ 食用建议

常吃蛤蜊对甲状腺肿大、小便不畅、腹胀等病症也有一定的疗效。另外，蛤蜊还有解酒助醒的功效。

6. 最佳时令水果：西瓜

> **适用量：** 每日150~200克为宜。
> **热量：** 约1046焦/克。
> **性味归经：** 性寒，味甘。归心、胃、膀胱经。
> **食疗功效：** 西瓜具有清热解暑、除烦止渴、利水消肿等功效。富含多种维生素，能软化血管、平衡血压、调节心脏功能。

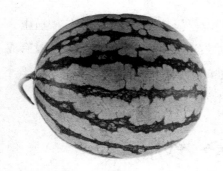

西瓜富含酶类、维生素C以及有机酸等营养成分，有平衡血糖的作用，老年人可以适量食用西瓜。另外，西瓜富含钾以及多种可降脂降压的成分，能有效平衡血脂，调节心脏功能。

❀ 食用建议

慢性肾炎、水肿、发热烦渴或急性病高热不退、口干多汗、口疮等症患者适宜食用。脾胃虚寒、小便频数、慢性肠炎、胃及十二指肠溃疡等属于虚冷体质者慎食。

❀ 烹饪提示

西瓜可和其他水果一起切块倒入搅拌机里制作成西瓜水果料理，也可用榨汁机榨成西瓜汁。

❀ 选购保存

购买西瓜时要选择纹路清晰，颜色深浅分明，表面光滑，个头匀称不歪斜的。切开的西瓜若吃不完，要用保鲜膜包裹好放入冰箱冷藏。

老年人
食疗365

7. 最佳时令水果：李子

> **适用量：** 每日60克左右为宜。
>
> **热量：** 约1507焦/克。
>
> **性味归经：** 性凉，味甘、酸。归肝、肾经。
>
> **食疗功效：** 李子含有大量膳食纤维，能帮助排毒。还富含钾、铁、钙、维生素A、B族维生素，有预防贫血、消除疲劳的作用。

李子富含糖类、多种氨基酸、钙、铁、胡萝卜素、维生素B_1、维生素B_2、烟酸、维生素C等，这些成分都参与体内糖分的代谢，其中所含的钙能保证骨骼健康，有效预防老年人骨质疏松。李子还富含钾，可起到辅助降低血压的作用。

❀ 选购保存

挑选李子时要选择个头适中、表面光滑、果皮鲜亮、半红半青的。好的李子摸起来果肉结实、软硬适中。如果尝起来非常酸涩，多半是没有成熟的，最好不要购买。吃不完的李子不需清洗，直接装袋放入冰箱。

❀ 食用建议

未熟透的李子不要吃。切忌过量多食，否则易引起虚热脑涨、损伤脾胃。

❀ 烹饪提示

李子除了洗净直接食用，还可以切片做成李子果酱、李子蜜饯等。

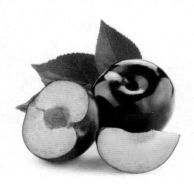

8. 最佳时令谷物：绿豆

适用量：每日40克左右为宜。

热量：约13227焦/克。

性味归经：性凉，味甘。归心、胃经。

食疗功效：具有降压、降脂、滋补强壮、清热解毒、消暑止渴、利水消肿的功效。还能够防治脱发，使骨骼和牙齿坚硬，帮助血液凝固。

绿豆中所含蛋白质、磷脂均有兴奋神经、增进食欲的功能，为机体许多重要脏器增加必需的营养成分。绿豆还富含糖类和钙，能保证老年人身体消耗热量的供给以及促进筋骨的强壮。

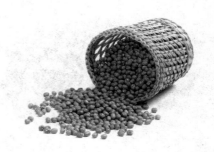

❀ 选购保存

颗粒饱满均匀，颜色一致，表面无杂质，摸起来没有掉色的绿豆才是优质绿豆。将绿豆密封在玻璃罐或塑料瓶内放入冰箱冷藏，可以保存很久。

❀ 食用建议

疮疖痈肿、丹毒等热毒所致的皮肤感染及高血压、红眼病等症患者宜食。脾胃虚寒、肾气不足、体质虚弱

和正在服用中药者不宜食用。

❀ 烹饪提示

煮绿豆汤时不要加碱，以免破坏其中的B族维生素。熬煮时要盖上锅盖，可以减少绿豆中的多酚类抗氧化物质被氧化。

老年人
食疗365

9. 最佳时令干果：西瓜子

适用量：每日25克为宜。

热量：约23985焦/克（炒西瓜子）。

性味归经：性寒，味甘。归肺、胃、大肠经。

食疗功效：西瓜子清肺润肠，和中止渴。还具有清肺化痰的作用，对咳嗽痰多和咯血等症有辅助疗效。

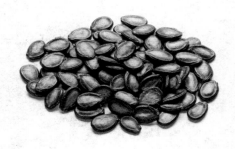

西瓜子富含丰富的不饱和脂肪酸和膳食纤维，有降低血压、血糖的功效，并有助于预防动脉硬化、冠心病、脑出血等，尤为适合患有高血压、糖尿病以及心脑血管疾病的老年人食用。

❀ 选购保存

优质西瓜子中间是黄色，四周是黑色的。选购时一定要注意，看起来异常黑亮的西瓜子，很有可能是加入了滑石粉和石蜡的。

❀ 食用建议

食用以原味为佳，添加各种味料做成的瓜子不宜多吃，咸瓜子吃得太多会伤肾。而且，长时间不停地嗑瓜子还会伤津液，导致口干舌燥，甚至嘴唇磨破、生疮。西瓜子壳较硬，嗑得太多对牙齿不利。

❀ 烹饪提示

西瓜子可与盐、糖、酱油、食用油、牛奶等一起入锅，炒熟至入味即可食用。

10. 六月养生食疗方

橘子杏仁菠萝汤

功效： 此汤具有开胃理气、滋阴健脾、平阳生津等功效。

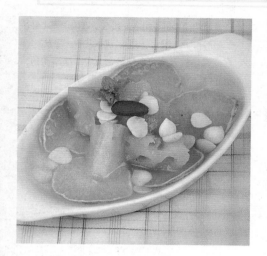

材料：杏仁80克，菠萝100克，橘子20克，冰糖50克。

做法：

① 将菠萝去皮，洗净切块；杏仁洗净；橘子洗净，切片备用。

② 锅上火，倒入水，调入冰糖稍煮。

③ 下入菠萝、杏仁、橘子烧沸即可。

冬瓜桂笋肉汤

功效： 本品具有清热泻火、生津润燥的功效。

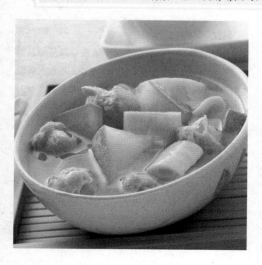

材料：黄檗10克，知母10克，冬瓜100克，桂竹笋100克，瘦肉片50克，素肉块35克，盐2小匙，香油1小匙。

做法：

① 将素肉块放入清水中浸泡至软化，取出，沥干水分备用。

② 将黄檗、知母放入纱布袋中，与600毫升清水一同放入锅中，以小火煮沸。

③ 加入冬瓜、桂竹笋、瘦肉片、素肉块混合煮沸，约2分钟后关火，加入盐及香油，取出纱布袋即可食用。

茯苓白豆腐

功效： 本品可利水渗湿、健脾补中，对脾胃湿邪者有食疗作用。

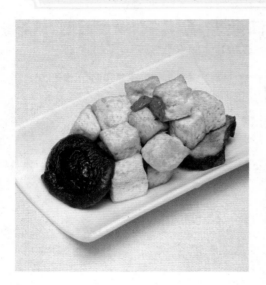

材料： 茯苓30克，枸杞适量，豆腐500克，香菇、盐、料酒、淀粉、清汤、油各适量。

做法：

① 豆腐洗净，挤压出水，切成小方块，撒上盐；香菇洗净，切成片；枸杞、茯苓洗净，泡发。

② 豆腐块放入热油中炸至金黄色，捞出备用；起油锅，将香菇炒熟，盛出备用。

③ 将清汤、盐、料酒以及泡发后的枸杞、茯苓一起倒入锅内，煮沸，倒入用淀粉勾的芡汁，再依次倒入炸好的豆腐块、香菇片，一起拌匀即成。

三仙烩猪腰

功效： 此菜可补肾强身、健脾补肺。

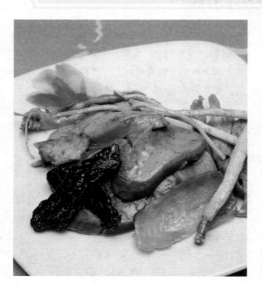

材料： 当归、党参、山药各10克，猪腰500克，酱油、姜丝、葱丝、蒜末、香油各适量。

做法：

① 将猪腰切开，去除筋膜，处理干净后放入锅中，加入洗净的当归、党参、山药，再加入适量清水，将猪腰煮至熟透，捞出，待冷却后，改刀切成薄片，摆放在盘中。

② 在猪腰上加入酱油、葱丝、姜丝、蒜末、香油，拌匀即可。

枸杞地黄肠粉

功效： 本品可补益肝肾、滋养气血。

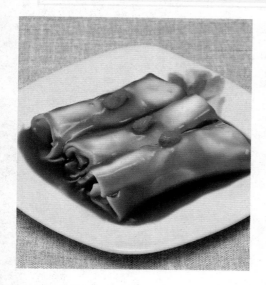

材料： 红枣2克，熟地黄5克，枸杞3克，虾仁20克，韭菜80克，猪肉丝4克，河粉100克，淀粉、米酒各5毫升，甜辣酱3克，无盐酱油3毫升。

做法：

① 红枣、熟地黄、枸杞入碗，加水入锅，中火煮30分钟，制成药汁备用；韭菜洗净切段；虾仁去肠泥；猪肉丝、虾仁入碗，加淀粉、米酒、甜辣酱、酱油，腌渍15分钟。

② 河粉切块，包入韭菜、猪肉丝、虾仁，上锅蒸6分钟。

③ 出锅时将药汁淋在肠粉上即可。

豆腐冬瓜汤

功效： 本品可补益肝肾、清热解暑，适合湿热证等患者食用。

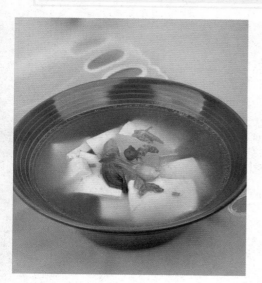

材料： 冬瓜200克，豆腐100克，虾米50克，盐、味精各3克，香油3毫升，高汤适量。

做法：

① 将冬瓜去皮瓤，洗净切片；虾米用温水浸泡，洗净；豆腐洗净，切片备用。

② 净锅上火，倒入高汤，调入盐、味精。

③ 加入冬瓜、豆腐、虾米，煲至熟，淋入香油即可。

Part 08
七月护阳，
降解暑热

七月是夏季的最后一个月份，

也是即将进入秋季的一个过渡月份，

但此时的气温可以说是一年中最热的，

包括小暑和大暑两个节气。

因此，

这个时期的养生重点就是清凉解暑。

但是也不能清凉过度，

否则会耗损过多阳气，

所以也要注意护阳。

1. 最佳时令蔬菜：空心菜

> **适用量**：每次50克为宜。
> **热量**：约837焦/克。
> **性味归经**：性凉，味甘。归肝、心、大肠及小肠经。
> **食疗功效**：空心菜具有促进肠道蠕动、通便解毒、清热利尿的功效，可用于防热解暑，对鼻出血、尿血等症状也有一定的食疗功效。

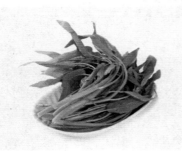

空心菜中的膳食纤维含量比较高，这种食用纤维是由纤维素、半纤维素、木质素、胶浆及果胶等组成的，能够帮助肠胃蠕动，改善便秘。

❀ 选购保存

选购空心菜时要挑茎叶完整、新鲜细嫩的。茎部长度适中、不长须根、没有黄斑，叶子宽大的空心菜吃起来会更可口。若要保存空心菜，应保留根部，用保鲜袋装好放入冰箱或放在其他阴凉、干燥、通风处。

❀ 食用建议

原发性高血压、鼻出血、便秘、痔疮、痈肿等患者宜食用空心菜。空心菜性寒滑利，体质虚弱、脾胃虚寒、大便溏泄者及血压低者要禁食。

❀ 烹饪提示

空心菜买回后，容易因为失水而发软、枯萎，烹调前放入清水中浸泡半小时，可恢复鲜嫩的质感。炒制的时间不宜太长，否则会影响口感。

2. 最佳时令蔬菜：冬瓜

适用量： 每次50克为宜。

热量： 约460焦/克。

性味归经： 性凉，味甘。归肺、大肠、小肠、膀胱经。

食疗功效： 冬瓜有清热解毒、利水消肿的功效，对治疗慢性支气管炎、肠炎、肺炎等感染性疾病有益。老年人可以适量食用。

冬瓜中含有的丙醇二酸能抑制糖类转化为脂肪，可预防人体内的脂肪堆积。冬瓜富含多种维生素、膳食纤维和钙、磷、铁等矿物质，且钾盐含量高，钠盐含量低，尤其适合老年人食用。

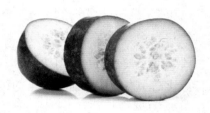

❀ 选购保存

以表面光滑，没有坑包，瓜皮呈墨绿色的冬瓜为佳。如果购买已切开的冬瓜，可以轻轻按压冬瓜肉，肉质很软即说明放置了很久。冬瓜不宜放入冰箱保存，应放在室内阴凉、干燥、通风处。

❀ 食用建议

心烦气躁、热病、口干烦渴、小便不利者以及糖尿病、高血压、高

脂血症患者宜经常食用冬瓜。脾胃虚弱、肾脏虚寒、久病滑泄、阳虚肢冷者不宜常食冬瓜。

❀ 烹饪提示

冬瓜是有助于解热利尿的日常食物，连皮一起煮汤，利尿效果很好。

3.最佳时令水产：鳝鱼

> **适用量：** 每次100～150克为宜。
> **热量：** 约3725焦/克。
> **性味归经：** 性温，味甘。归肝、脾、肾经。
> **食疗功效：** 鳝鱼含有维生素B$_1$、维生素B$_2$及人体所需的多种氨基酸，可预防消化不良引起的腹泻。

鳝鱼富含不饱和脂肪酸，有很强的抗氧化作用，能保护胰腺B细胞。鳝鱼还富含一种天然的蛋白质，具有改善糖代谢、有效调节血糖水平的作用。另外，鳝鱼富含的维生素A对改善老年人的视力有帮助。

❀ 选购保存

选购鳝鱼一定要挑选鲜活的，死去的鳝鱼很快就会腐烂变质。新鲜的鳝鱼表面颜色均匀、无血迹斑点，游动灵活。买回家的鳝鱼最好用清水养着，烹调之前再宰杀。

❀ 食用建议

鳝鱼搭配苦瓜烹制，老年人食用可预防血压、血糖上升。已经死了的鳝鱼不宜食用，容易导致中毒。一次不宜吃太多，否则会引起旧病复发。口干舌燥者、便秘者也不要食用鳝鱼。

❀ 烹饪提示

活的鳝鱼会咬人，而且鳝鱼的身体比较滑，宰杀的时候要注意安全。烹制鳝鱼时适当放入大蒜，可以去除腥味，还能延长菜品的保存时间。

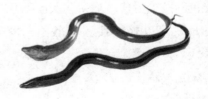

4. 最佳时令水产：海虾

适用量： 每日30克左右为宜。

热量： 约3307焦/克。

性味归经： 性温，味甘、咸。归脾、肾经。

食疗功效： 海虾可以化瘀解毒，益气滋阳，通络止痛，开胃化痰。适于筋骨疼痛、身体虚弱者食用。

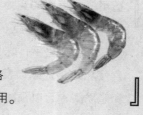

海虾富含的镁对心脏活动具有重要的调节作用，能很好地保护心血管系统，减少血液中胆固醇含量，有利于预防高血压及心肌梗死。海虾还富含钙，有助于老年人的骨骼和牙齿健康。

❀ 选购保存

买虾时首选活虾，在水中越活跃越好。优质海虾虾壳硬挺，色泽光亮，在水中会有气泡涌上。如果是选购死虾，也要选择虾肉紧实，头部不发黑，身体不发红，头部与虾身不分离的海虾。海虾不宜直接放冰箱，可以把海虾放在胶盒里，胶盒中加水没过虾，再放入冰箱低温保存。或者直接取虾线，将虾清洗干净，晒干备用。晒干后的虾置于阴凉干燥处保存即可。

❀ 食用建议

对海鲜过敏或患有过敏性疾病的人慎食海虾。

❀ 烹饪提示

色发红、身软的虾不新鲜，尽量不吃，腐败变质的虾不可食，以防中毒；海虾背上的线，其实是海虾未排泄完的废物，其中往往容易聚集重金属物质，烹饪前应把虾线取出来。另外，海虾的头部是吸收并处理毒素最多的地方，也是最易积聚病原菌和寄生虫的部分，因此不宜食用。

老年人
食疗365

5. 最佳时令水产：泥鳅

适用量：每次50克为宜。
热量：约4018焦/克。
性味归经：性平，味甘。归脾、肝、肾经。
食疗功效：泥鳅肉富含氨基酸，能补充人体必需的氨基酸，还含不饱和脂肪酸，可以预防心血管疾病，适合老年人食用。

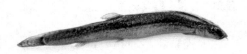

泥鳅被称为"水中之参"，富含蛋白质、脂肪、钙、磷、铁、维生素A、维生素B_1、维生素B_2、维生素C等，在中国南方各地均有分布。全年都可采收，夏季最多。泥鳅捕捉后，可鲜用或烘干用。

❀ 选购保存

新鲜的泥鳅身体无损伤，体表光滑，用手摸可发现其肉质坚实而有弹性。活泥鳅用清水漂洗一下，捞起放进一个不漏气的塑料袋里（袋内先装一点点水），将袋口用橡皮筋或细绳扎紧，放进冰箱里冷冻，长时间存放也不会死掉，只是呈冬眠状态。

❀ 食用建议

一般人群均可食用，尤其适合身体虚弱、脾胃虚寒、营养不良者。

❀ 烹饪提示

烹调泥鳅时，泥鳅同凉水一同倒入锅内。水慢慢烧热至开锅，这样把泥鳅慢慢炖烂。在炖时加入几片腊肉片，味道更佳。烹调之前，可先用清水将其养几日，勤换水，这样更加卫生。

6. 最佳时令水果：火龙果

> 适用量：每日半个为宜。
> 热量：约2135焦/克。
> 性味归经：性凉，味甘。归胃、大肠经。
> 食疗功效：有消暑止渴、减肥美肤、降火明目、润肠通便、降低血压的功效，适合老年人食用。

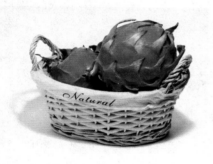

火龙果富含能美白皮肤、防黑斑的维生素C。同时，火龙果中铁的含量比一般的水果要高，而铁是制造血红蛋白及其他铁质物质不可缺少的元素，所以，摄入适量的铁质还可以预防老年人贫血。

❀ 选购保存

购买火龙果时，同样大小的火龙果要掂一下重量。一般越重的火龙果果肉越丰满，水分越多。比较

成熟的火龙果买回家之后直接放入冰箱冷藏即可，如果没熟透，就在室温下存放。

❀ 食用建议

火龙果略偏凉，有面色苍白、四肢乏力、经常腹泻等症状的虚寒体质者不宜多食。

❀ 烹饪提示

火龙果可与虾肉、贵妃蚌一起炒制，但时间不宜太久。

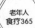

7.最佳时令水果：荔枝

> **适用量：** 每日40克左右为宜。
>
> **热量：** 约2972焦/克。
>
> **性味归经：** 性热，味甘。归心、脾经。
>
> **食疗功效：** 鲜荔枝可生津止渴、和胃平逆，干荔枝可补肝肾、健脾胃、益气血。

荔枝与香蕉、菠萝、桂圆并称"南国四大果品"。荔枝因杨贵妃喜食而闻名，使得杜牧写下"一骑红尘妃子笑，无人知是荔枝来"的千古名句。荔枝富含糖类、苹果酸、蛋白质、脂肪、维生素A、B族维生素、维生素C、磷、铁及柠檬酸等。

❧ 选购保存

以硬实、富有弹性、头部尖、颜色暗红带绿、无异味的荔枝为佳。买回家的荔枝一时吃不完，可以将其放在保鲜袋中。喷入少量水，挤出袋中的空气，放入冰箱内冷藏，温度在2~4℃即可。

❧ 食用建议

适宜脾虚腹泻者或者老年人五更泻、胃寒疼痛者、口臭者食用，阴虚火旺体质者和糖尿病患者忌食。荔枝不可多食，多食易致发热；老年人多食荔枝可加重便秘。

❧ 烹饪提示

荔枝肉可以用来泡酒、煮汤，也可以与鸡蛋、虾仁同炒。

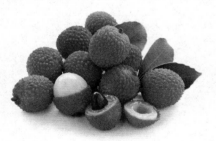

8. 最佳时令谷物：毛豆

> **适用量：** 每日80克左右为宜。
> **热量：** 约5149焦/克。
> **性味归经：** 性平，味甘。归脾、大肠经。
> **食疗功效：** 毛豆具有降脂、润肺等功效。所含植物性蛋白质有降低胆固醇水平的功能，所含不饱和脂肪酸能清除血管壁上的胆固醇。

毛豆含有丰富的膳食纤维，能起到降血脂和降低血液中胆固醇水平的作用，还可以改善便秘症状。毛豆还富含钙、铁、锌等保证老年人身体健康的必需营养素。

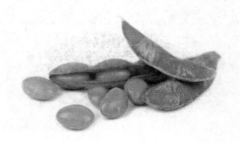

❀ 选购保存

新鲜的毛豆荚表面有一层绒毛，看起来很有光泽。豆荚摸起来较硬实，一般有3颗左右毛豆。豆子由一层种衣紧紧包裹，轻轻一掐能出汁水。带壳毛豆只需要装在保鲜袋里，放入冰箱冷藏，但不宜存放太久。

❀ 烹饪提示

煮毛豆时可以先放适量的盐，不仅可改善口感，还能使毛豆保持碧绿的颜色。

❀ 食用建议

毛豆含有丰富的钾，能缓解疲乏无力和食欲下降，高胆固醇血症、高脂血症、动脉硬化等患者宜食。

9. 最佳时令干果：松子

> **适用量：** 每日25克为宜。
>
> **热量：** 约25910焦/克（炒松子）。
>
> **性味归经：** 性平，味甘。归肝、肺、大肠经。
>
> **食疗功效：** 松子具有强阳补骨、补益气血、润燥滑肠之功效，可用于病后体虚、肺燥咳嗽、头昏目眩等症，还能预防阿尔茨海默病。

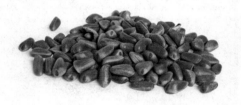

松子有防止胆固醇增高以及预防高脂血症及心血管疾病的作用。松子中的脂肪成分是油酸、亚油酸等不饱和脂肪酸，具有防治动脉硬化的作用。因此，老年人可以适量食用松子。

❀ 选购保存

新鲜的松子表面呈浅褐色，有光泽，比较干燥，抓一把在手里掂一下，会发出清脆的声音。拆封的松子要立即吃完，一时吃不完可以用密封罐装起来放入冰箱冷藏或置于阴凉干燥处。过于潮湿，松子会长霉；太阳曝晒，松子则会裂开，导致慢慢变质。

❀ 食用建议

松子以煮食、炒食为主，无论男女老幼皆可食用。常食松子可延年益寿、美容养颜。心脑血管疾病患者适宜食用。腹泻患者忌食。

❀ 烹饪提示

松子可以作为辅菜和其他菜一起炒着吃。

10. 七月养生食疗方

半夏薏米粥

功效：本品具有润肺止咳、清热利湿的功效，对肺热久嗽、咳喘痰多等症有益。

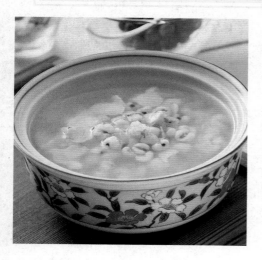

材料：半夏15克，薏米1杯，百合10克，冰糖适量。

做法：

① 半夏、薏米洗净；百合洗净，备用。

② 锅中加水烧开，倒入薏米煮至半熟，再倒入半夏、百合煮至薏米熟透。

③ 最后加入适量冰糖调味即可。

蛋黄山药粥

功效：本品具有补脾养胃、生津益肺的功效，对倦怠无力、脾虚食少等症有益。

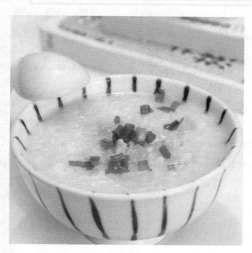

材料：山药（干品）20克，大米80克，熟鸡蛋黄2个，盐3克，香油、葱花各少许。

做法：

①大米淘洗干净，放入清水中浸泡；山药洗净，碾成泥。

②锅中放入适量清水，放入大米煮至八成熟。

③放入山药泥，煮至米粒开花时，再放入研碎的鸡蛋黄，加盐、香油并调匀，最后撒上葱花即可。

白果瘦肉粥

功效： 此粥具有补脾养胃、生津益肺的功效，对脾虚食少、肺虚喘咳等症有食疗作用。

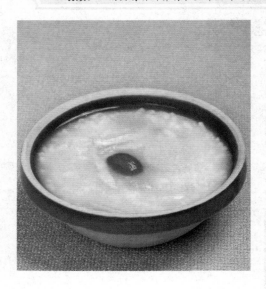

材料： 白果10克，红枣4枚，瘦肉30克，山药500克，大米50克，葱10克，姜8克，盐1克，鸡精2克。

做法：

① 山药去皮洗净，切片；瘦肉洗净，剁成蓉；红枣、白果、大米淘洗净；姜洗净，切丝；葱洗净，切葱花。

② 砂锅中注水烧开，放入大米煮成粥。

③ 往粥里放入白果、山药煮5分钟后，加入红枣、瘦肉、姜丝煮烂，撒上葱花，再加入盐和鸡精拌匀，关火盛出即可。

杜仲羊肉萝卜汤

功效： 本品能补肝肾、强筋骨，对肾虚腰痛、筋骨无力等症有食疗作用。

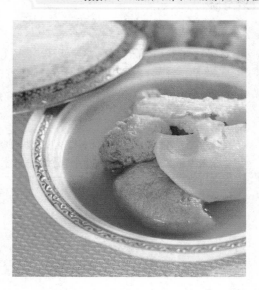

材料： 杜仲15克，羊肉200克，白萝卜50克，羊骨汤400毫升，盐、味精、料酒、胡椒粉、姜片、辣椒油各适量。

做法：

① 羊肉洗净切块，汆去血水；白萝卜洗净，切块。

② 将杜仲同羊肉、羊骨汤、白萝卜、料酒、胡椒粉、姜片一起下锅，加水烧沸后小火炖1小时，加适量盐、味精、辣椒油调味即可。

桂圆大米粥

功效： 此粥具有补气养血、镇静安神、疏肝解郁等功效，对健忘失眠症有食疗作用。

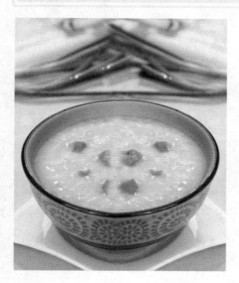

材料： 桂圆肉适量，大米100克，胡萝卜适量，白糖15克。

做法：

① 将大米泡发，洗净；胡萝卜去皮，洗净，切小块备用；桂圆肉洗净。

② 把大米放进锅内，加入适量清水煮成粥。

③ 放入桂圆肉、胡萝卜，煮熟，调入白糖即可食用。

雪梨银耳汤

功效： 百合有润肺止咳、清心安神的功效，对虚烦惊悸有食疗功效。

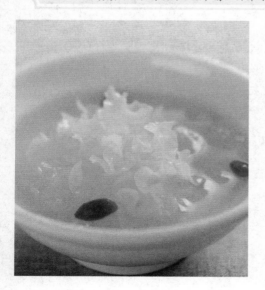

材料： 银耳、百合各50克，枸杞适量，雪梨1个，冰糖适量。

做法：

① 雪梨洗净，去皮、去核，切小块备用。

② 银耳提前半小时泡发，洗净，撕成小朵；百合、枸杞洗净待用。

③ 锅中倒入清水，放入银耳，大火烧开，转小火将银耳炖烂，放入百合、枸杞、雪梨、冰糖，炖至梨熟即可。

Part 09
八月防暑，
清火养神

八月是入秋的第一个月，
包括立秋和处暑两个节气。
虽说已经进入了秋季，
但是夏天的暑气却还未全消，
因而有"秋老虎"之称。
此时的暑气往往还带有秋燥的特点，
人容易烦躁，
因而要注意防暑清火，
才能清心安神，保持神志安详。

1. 最佳时令蔬菜：莲藕

> **适用量：**每日60~100克为宜。
>
> **热量：**约2930焦/克。
>
> **性味归经：**性凉，味辛、甘。归肺、胃经。
>
> **食疗功效：**莲藕具有滋阴养血的功效，可以补五脏之虚、强壮筋骨、补血养血。生食能清热润肺、凉血行瘀，熟食可健脾开胃。

莲藕中含有黏液蛋白和膳食纤维，能与人体内的胆酸盐和食物中的胆固醇及三酰甘油结合，使其从粪便中排出，从而减少脂类的吸收。

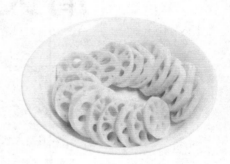

❀ 选购保存

购买莲藕时，宜挑选藕节短粗、外形饱满、表皮内里均无伤、颜色微黄、通气孔较大的。鲜藕要存放在阴凉潮湿的地方。还可将洗净的莲藕根部插入水桶，让水桶中的水没过莲藕，保存的时间会长一点儿。

❀ 烹饪提示

莲藕切片后可放入沸水中焯烫片刻，捞出后再放清水中清洗，吃起来更脆。

❀ 食用建议

一般人皆可食用莲藕，尤其适合体弱多病者、营养不良者、高热病人以及高血压患者、肝病患者、食欲不振者食用。

2. 最佳时令蔬菜：茭白

> **适用量：** 每日100克左右为宜。
> **热量：** 约963焦/克。
> **性味归经：** 性寒，味甘。归肝、脾、肺经。
> **食疗功效：** 茭白有利尿止渴、解酒毒、补虚健体、退黄疸、减肥美容的功效。茭白富含有机氮素，可有效降低血清胆固醇水平、血压及血脂。

茭白含有的糖类、蛋白质等，能补充老年人所需的营养物质，具有强壮身体的作用。茭白还可入药，具有清湿热、解毒等功效，能软化皮肤的角质层，使皮肤润滑细腻。

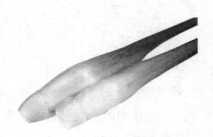

❀ 选购保存

优质茭白表面光滑洁白，没有黑点。如果表面皱巴巴的，表示不够新鲜了。茭白买回家后宜立即烹制，久存容易长黑点。如果不急着吃的话，保留茭白的外壳，喷点水之后用保鲜膜包好放冰箱储存。

❀ 食用建议

茭白含有较多的难溶性草酸钙，其钙质不容易被人体吸收，腹泻、阳痿、遗精、脾虚胃寒、肾脏疾病、尿路结石或尿中草酸盐类结晶较多者不宜食用。

❀ 烹饪提示

烹饪之前先将茭白根部老皮削掉。烹调时可淋少许醋，有解烦除腻的效果。

3. 最佳时令水产：草鱼

> **适用量：** 每次100克左右为宜。
>
> **热量：** 约3808焦/克。
>
> **性味归经：** 性温，味甘。归肝、胃经。
>
> **食疗功效：** 草鱼富含不饱和脂肪酸，有助于预防心血管疾病；同时草鱼还含硒，可以抗衰老、养颜、预防肿瘤，适合老年人食用。

草鱼肉质结实、清爽，还富含蛋白质、脂肪、钙、磷、硒、铁、维生素A、维生素B_1、维生素B_2、维生素C等营养素，其肉性温味甘，无毒，有补脾暖胃、补益气血、平肝祛风的功效。

❀ 选购保存

新鲜草鱼鱼体光滑、整洁，无病斑，无鱼鳞脱落，肉质坚实但有弹性，腹部没有变软、变形、破损。一般以体型较大的为好，大一点儿的草鱼肉质比较紧密，较小的草鱼肉质太软，口感不佳。如果一次不能全部烹食，可以采取冰箱冷藏法、冰箱冷冻法来进行储存。

❀ 食用建议

一般人均可食用，尤其适合冠心病、高血压、高脂血症、水肿、肺结核、风湿、头疼患者以及气虚者。

❀ 烹饪提示

烹调草鱼时，不放味精味道也很鲜美。炒鱼肉的时间不能过长，要用低温油炒，至鱼肉变白即可。另外，草鱼不宜过量食用，吃太多可能诱发各种疮疖。

4. 最佳时令水产：牡蛎

> 适用量：每次2~3个为宜。
>
> 热量：约3050焦/克。
>
> 性味归经：性凉，味咸、涩。归肝、心、肾经。
>
> 食疗功效：具有平肝息风、养阴的功效。可提高机体免疫力，还可用于治疗胃疼、胃酸、头晕、便稀等症。

牡蛎中富含铬、锌、镁、铁、钾等矿物质，能促进胰岛素分泌，有效调节人体血糖水平，同时也能为老年人补充丰富的矿物质，是不可多得的佳品。

❈ 选购保存

选购牡蛎时应挑选外壳黑白分明、肉质丰满、肉的边缘乌黑、看起来光泽有弹性的。买到牡蛎后，最好回家立即烹制，这样才能摄取到更多的营养。如果不能马上食用，可以将牡蛎清洗干净，壳里面留少量水，放入冰箱冷藏，可保存一两天。或者将牡蛎煮一下，取出牡蛎肉装入保鲜袋，放在冰箱中冷冻保存。

❈ 食用建议

吃牡蛎时搭配一些姜或胡椒可中和牡蛎的寒性。

❈ 烹饪提示

为避免手受伤，开牡蛎时要戴上厚的手套或者用布包住牡蛎，用细长的牡蛎刀直接从其宽头下刀，整齐地划断闭壳肌打开牡蛎。

老年人
食疗365

5. 最佳时令水产：鱿鱼

> **适用量：** 每次30～50克为宜。
>
> **热量：** 约13101焦/克。
>
> **性味归经：** 性平，味甘、咸。归肝、肾经。
>
> **食疗功效：** 鱿鱼富含钙、磷、铁元素，有利于骨骼发育和造血，能有效治疗贫血。

鱿鱼是生活在海洋中的软体动物，是名贵的海产品，富含氨基酸、大量的牛磺酸、脂肪、糖类、钙、磷、硒、钾、钠等，肉质不但鲜美，还有抗病毒、防辐射的功效，适宜老年人食用。

❀ 食用建议

鱿鱼出锅前，放上非常稀的水淀粉，可以使鱿鱼更有滋味。干鱿鱼泡发好之后可以在炭火上烤熟直接食用，也可炒食或烩食。

❀ 选购保存

选购时以体厚身干，肉质坚实、微红、无霉点的为优质品。可将鲜鱿鱼去除内脏和杂质，洗净，擦干水分，用保鲜膜包好，放入冰箱冷冻室保存，可以保存一周。

❀ 烹饪提示

鱿鱼入锅前一定要焯烫，这不仅能去腥，还能使鱿鱼翻出花纹。焯烫的时间不要过长，看到鱿鱼变白即可。

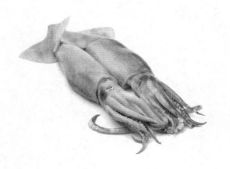

6. 最佳时令水果：梨

> **适用量：** 每日1个为宜。
> **热量：** 约1842焦/克。
> **性味归经：** 性凉，味甘。归肺、胃经。
> **食疗功效：** 梨有止咳化痰、养血生津、润肺祛燥、镇静安神等功效，对心脏病、口渴便秘、头昏目眩、失眠多梦患者有良好的食疗作用。

梨所含的维生素B_1能增加血管弹性、保护心脏、减轻疲劳，所含的维生素B_2及叶酸能增强心肌活力、降低血压。另外，梨的果胶含量很高，老年人食用后有助于消化、通利大便。

❀ 选购保存

优质梨的果实大小均匀，新鲜饱满，果形端正，带有果柄，表皮无霉烂、冻伤、摔伤，吃起来汁多味甜。梨的保存比较简单，用保鲜袋装好放入冰箱，只要保证温度在0~5℃之间，可以保存很久。

❀ 食用建议

肺热咳嗽、痰稠或无痰、习惯性便秘、喉癌、肺癌患者适宜食用。脾虚便溏、胃寒病、外感风寒咳嗽以及糖尿病患者忌食。

❀ 烹饪提示

将梨洗净切块，与适量冰糖、水熬煮，可制成生津润肺的糖水。

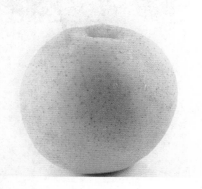

老年人
食疗365

7. 最佳时令水果：橘子

适用量： 每日2个为宜。

热量： 约1800焦/克。

性味归经： 性温，味甘、酸。归肺、胃经。

食疗功效： 橘子具有开胃理气、生津润肺、化痰止咳的功效，老年人日常可以多食。

橘子富含维生素A，能保证老年人皮肤、胃肠道和肺部的健康。橘子还富含维生素C，帮助提高老年人身体免疫力，维持人体正常代谢，有益于老年人身体健康。

❀ 选购保存

甜度适中的橘子大多表皮光滑，外皮上的油胞点比较密集，摸起来弹性好，果肉结实。橘子不宜存放时间太久，短时间内存放应保证外皮干燥，放在阴凉干燥处，不要直接通风，否则会丧失水分。

❀ 食用建议

橘子性温，多吃易上火，特别是阴虚阳盛体质者应少食橘子。另外，不要空腹吃橘子，因为橘子果肉中含有一定量的有机酸，容易对胃黏膜产生刺激。

❀ 烹饪提示

橘子含汁较多，可用于榨汁，也可做成蜜饯、果酱等。

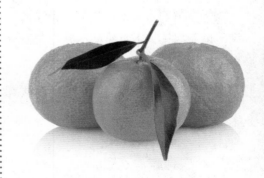

8.最佳时令谷物：黄豆

> **适用量：** 每日30克左右为宜。
> **热量：** 约15027焦/克。
> **性味归经：** 性平，味甘。归脾、大肠经。
> **食疗功效：** 黄豆有健脾、益气、宽肠、润燥、补血、降低胆固醇含量、利水的功效。

黄豆含有丰富的铁，易吸收，可预防缺铁性贫血，非常适合老年人食用；黄豆还富含钙和蛋白质，可强身健体，预防骨质疏松。另外，老年人食用黄豆还有利于降低胆固醇含量。

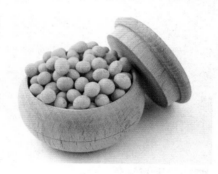

❀ 选购保存

好的黄豆颜色自然，看起来鲜艳有光泽，颗粒饱满均匀。轻轻咬大豆，如果声音清脆，就表示豆子是干燥的。黄豆要长时间保存的话，必须严格控制水分，可以放在塑料瓶或玻璃罐中，然后放入冰箱冷藏。

❀ 食用建议

动脉硬化、高血压、冠心病、高脂血症、糖尿病、癌症患者，以及气血不足、营养不良者宜食。有消化功能不良、胃脘胀痛、腹胀等慢性消化道疾病的人应尽量少食。

❀ 烹饪提示

黄豆比较难烹熟，最好先浸泡半天到一天的时间再烹调。

9. 最佳时令干果：葵花子

> **适用量**：每日40克为宜。
>
> **热量**：约25366焦/克。
>
> **性味归经**：性平，味甘。归心、大肠经。
>
> **食疗功效**：葵花子中丰富的钾元素、维生素E、植物胆固醇和磷脂，对保护心脏、促进血液循环、抑制胆固醇的合成、防止动脉硬化有益。

葵花子含有丰富的维生素E以及钙、硒等营养元素，可有效降低血糖，并有助于预防动脉硬化、冠心病，还能预防老年性骨质疏松症，非常适合老年人食用。

❀ 选购保存

以表皮光滑、瓜子仁丰满、个大均匀、色泽光亮、摸起来干燥的葵花子为佳。葵花子可以用塑料袋装好密封，放在干燥、无虫鼠的地方保存。

❀ 食用建议

血痢、痈肿、便秘、动脉粥样硬化、高血压、冠心病、脑梗死患者适宜食用。肝脏病、出血性疾病、急性肠炎、慢性肠炎患者忌食。

❀ 烹饪提示

葵花子是植物的种子，含有大量的油脂，是重要的榨油原料。葵花子不但可以作为零食，还可以作为制作糕点的原料。

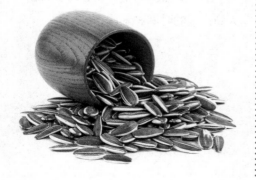

10. 八月养生食疗方

银耳海鲜汤

功效： 本品对夏季暑热导致的肺虚久咳、咽干口渴、虚热烦倦等症有食疗功效。

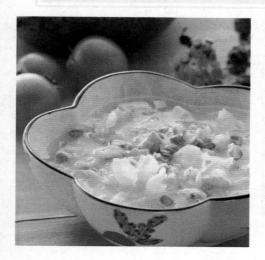

材料：银耳15克，三文鱼200克，虾仁10只，蚌肉100克，银鱼100克，葱20克，盐、淀粉各5克。

做法：

① 银耳洗净，浸入清水中泡发，捞起去蒂，撕成小朵。

② 三文鱼洗净，切丁；虾仁挑去泥肠，洗净；葱洗净，切葱花。

③ 锅中加水，先下入银耳煮沸，再加入三文鱼、蚌肉、虾仁、银鱼，煮熟后加盐调味，再加入用水拌匀的淀粉和匀，撒上葱花即可。

莲子红米羹

功效： 本品具有益心脾、补气血的功效，对夏季暑湿造成的失眠、燥热等有食疗作用。

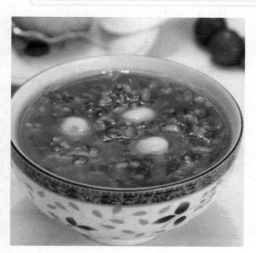

材料：莲子40克，红米80克，红糖10克。

做法：

① 红米泡发洗净；莲子去心，洗干净。

② 锅置火上，倒入清水，放入红米、莲子煮至开花。

③ 加入红糖同煮至浓稠状即可。

山药粥

功效： 此粥味美，是补脾养胃、益气生津、润肺止咳、清心安神的养生佳品。

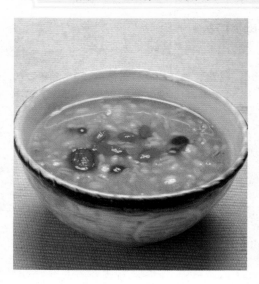

材料： 芡实1汤匙，红枣5枚，桂圆肉、百合、枸杞各适量，山药200克，红豆1/2杯，糯米1/2杯，白糖少许。

做法：

① 山药洗净去皮，切块；红枣洗净，切开去核，备用。

② 红豆、枸杞洗净，泡发；芡实、百合洗净。

③ 糯米淘净，浸泡1小时，倒入锅中，加适量水，待开后，倒入除白糖外的所有材料，小火煮30分钟，待粥黏稠后，加白糖搅匀即可。

首乌黑芝麻茶

功效： 此茶有滋补肝肾、养神益气、强壮身体的功效，还能抗衰老。

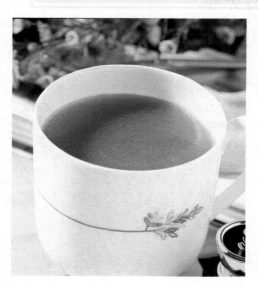

材料： 何首乌粉（已制熟的）15克，黑芝麻粉10克，白糖少许。

做法：

① 何首乌放入砂锅，加清水750毫升，用大火煮滚后，转小火再煮20分钟，直到熬出药味。

② 当熬出药味后，用滤网滤净残渣后，加入黑芝麻粉，搅拌均匀。

③ 加入少许白糖，即可饮用。

柏子仁大米羹

功效：本品能养心安神、润肠通便，对惊悸、失眠、遗精、盗汗、便秘等症有食疗作用。

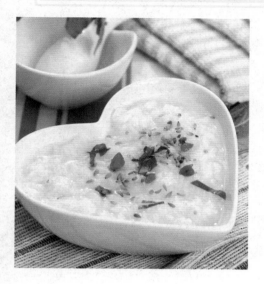

材料：柏子仁适量，大米80克，枸杞5克，葱花、盐各适量。

做法：

① 大米泡发，洗净；柏子仁洗净。

② 锅置火上，倒入清水，放入大米，以大火煮至米粒开花。

③ 加入柏子仁、枸杞，以小火煮至浓稠，调入盐拌匀，撒上葱花即可。

山药奶香肉汤

功效：此汤可补脾补肾，对肾虚遗精、尿频、便秘、脾胃虚弱等症有食疗作用。

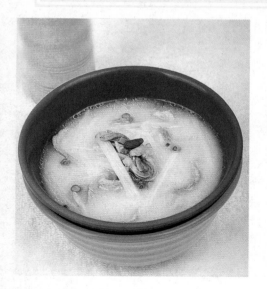

材料：山药80克，猪瘦肉100克，鲜牛奶、葱花各适量。

做法：

① 将猪瘦肉洗净切丝；山药去皮，洗净切丝。瘦肉与山药分别汆水备用。

② 净锅上火，倒入鲜牛奶，下入肉丝、山药丝烧开，最后撒上葱花即可。

Part 10
九月润秋燥，
固阳守阴

九月是秋季的第二个月，

包括白露和秋分两个节气。

此时，

降温、少雨、干燥是最大的变化，

渐渐有"秋高气爽"的感觉。

中医认为，

秋季与五脏中的肺相应。

肺喜湿恶燥，

所以养肺就要注意润肺，

减少劳作能防止精力耗损而伤身。

老年人
食疗365

1. 最佳时令蔬菜：芥菜

> **适用量：** 每次50克为宜。
> **热量：** 约1632焦/克。
> **性味归经：** 性凉，味甘、淡。归肝、胃经。
> **食疗功效：** 芥菜能宣肺豁痰、温中理气，对寒饮内盛、咳嗽痰滞、胸膈满闷等症有食疗功效。

芥菜中含有大量的膳食纤维，被人体摄入后，会吸水膨胀而呈胶状，延缓食物中葡萄糖的吸收，有降低餐后血糖的作用。同时，还可以促进肠道蠕动，防治老年人便秘。

❀ 选购保存

选购时要注意观察，叶片完整新鲜、不枯黄、不开花的就是比较新鲜的芥菜。新鲜芥菜买回家之后可以用保鲜袋装好放入冰箱，随吃随取，但保存时间不宜太久。

❀ 食用建议

凡疮疡、目疾、痔疮、便血患者及平素热盛者忌食。

❀ 烹饪提示

芥菜可用蒸、煮等方式烹饪，有很高的营养价值。沙拉里放一点芥菜，会有一些辣味，应避免用得过多。由于其质地粗糙而且味道浓重，可以在烹饪前用开水焯一下。

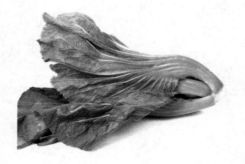

2. 最佳时令蔬菜：小白菜

适用量： 每次100克为宜。

热量： 约628焦/克。

性味归经： 性凉，味甘。归肺、胃、大肠经。

食疗功效： 小白菜具有清热除烦、行气退瘀、消肿散结、通利肠胃等功效，对胸闷、心烦、食少便秘、腹胀等病症有食疗功效。

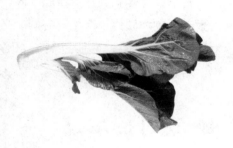

小白菜的热量很低，老年人食用后不会引起血糖大的波动；还含有丰富的维生素C，有促进胆固醇排泄、清除粥样斑块、防治糖尿病并发动脉粥样硬化的作用。

❀ 选购保存

叶子硬挺宽大，叶片完整，颜色嫩绿、有光泽的为佳。保存之前不要用水洗。常温下，小白菜保存1~2天，最好是放进冰箱低温冷藏。

❀ 食用建议

一般人群均可食用，尤其适宜肺热咳嗽、便秘、丹毒等症患者及缺钙者食用。但脾胃虚寒、大便溏薄者及腹泻之人不宜多食小白菜。

❀ 烹饪提示

用小白菜制作菜肴，烹饪时间不宜过长，否则会使菜品口感变差，且容易损失营养。

老年人
食疗365

3. 最佳时令肉类：猪肉

适用量： 每日100克左右为宜。

热量： 约11050焦/克。

性味归经： 性温，味甘、咸。归脾、胃经。

食疗功效： 滋阴润燥、补虚养血，对消渴羸瘦、热病伤津、便秘、燥咳等病症有食疗作用。

猪肉中富含的神经节苷脂，能促进神经细胞核酸及蛋白质的合成，还能促进轴索再生和骨体形成，预防和辅助治疗糖尿病以及骨质疏松症，适宜老年人食用。

❀ 选购保存

新鲜猪肉肥肉呈白色，瘦肉呈粉红色。摸起来有些许油腻，肉质紧实有弹性，按压后能马上恢复原状。家庭中若需保存少量猪肉，可以将猪肉切片或切丝，用油煸炒，待猪肉变色即装盘凉凉，用保鲜膜包好，放入冰箱冷藏即可。

❀ 食用建议

一般人都可食用，但不宜多食，肥肉尤其如此。多食则助热，使人体脂肪蓄积，身体肥胖；或血脂升高，以致动脉粥样硬化，产生冠心病、高血压等。故肥胖、血脂过高、冠心病、高血压患者慎用。

❀ 烹饪提示

烹饪之前先用水氽一下可以有效减少饱和脂肪酸的含量，吃起来没那么油腻。

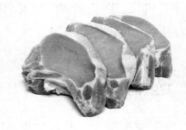

4. 最佳时令水产：螃蟹

> 适用量：每次1只为宜。
>
> 热量：约3977焦/克。
>
> 性味归经：性寒，味咸。归肝、胃经。
>
> 食疗功效：蟹肉具有舒筋益气、和胃消食、清热滋阴之功，对跌打损伤、筋伤骨折、高血压、动脉硬化、脑血栓、高脂血症有食疗作用。

螃蟹是高蛋白、低脂肪、低热量食物，且富含多种微量元素，可有效降低血压、血脂，对患有高血压、高脂血症等疾病的老年人有食疗功效。

❀ 选购保存

好螃蟹大多外壳黑绿有光泽，眼睛反应灵敏，腹部凸出，蟹腿多绒毛且不易被折断，活力十足。腹部肚脐呈圆形的为雌蟹，蟹黄肥满，呈尖形的则为公蟹，蟹脂多。活螃蟹可以铺开放在水桶中，加入没过蟹身一半的水，可保存3天左右。

❀ 食用建议

跌打损伤、筋断骨碎、瘀血肿痛、减肥者适宜食用。伤风、发热、胃痛以及腹泻、慢性胃炎、胃及十二指肠溃疡、脾胃虚寒等症患者不宜食用。

❀ 烹饪提示

烹饪之前要用清水养一两天，让它把肚子里的脏污吐干净。烹调时加入生姜可以中和螃蟹的寒性。

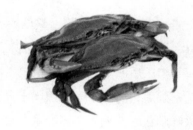

5. 最佳时令水产：青鱼

> **适用量：** 鲜鱼每次80～100克，鱼干每次20～30克。
>
> **热量：** 约4939焦/克。
>
> **性味归经：** 性平，味甘。归脾、胃经。
>
> **食疗功效：** 青鱼肉富含硒，可抑制肿瘤，延缓衰老；还富含赖氨酸，与其他食物中的氨基酸互补，提升营养价值。

青鱼四季均产，但以秋季产量最大且品质最好。青鱼肉厚且嫩，味鲜美，富含脂肪，刺大而少，是淡水鱼中的上品，为我国淡水养殖的"四大家鱼"之一。其肉中富含的锌，能增强免疫能力，保障人的身体健康。

❀ 选购保存

新鲜青鱼鱼体光滑、整洁，无病斑，无鱼鳞脱落，肉质坚实而有弹性，手指压后凹陷处能立即恢复。将青鱼宰杀后，清洗干净，擦干水分，用保鲜膜包好，放入冰箱冷藏，可保存2天左右。

❀ 食用建议

一般人群均可食用。瘙痒性皮肤病、内热、荨麻疹、癣病、肝硬化患者忌食。

❀ 烹饪提示

在放油煎鱼之前，用鲜生姜在锅底涂上一层姜汁，倒油加热后再煎鱼，能保持鱼体完整。若是要炖鱼，因为青鱼的肉质比较硬，所以要多加些水才能更好地入味。

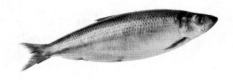

6. 最佳时令水果：柚子

适用量： 每次3瓣为宜。

热量： 约1800焦/克。

性味归经： 性寒，味甘、酸。归肺、脾经。

食疗功效： 柚子有下气、消食、醒酒、化痰、健脾、生津止渴、降低血脂等功效，对老年人有很好的食疗作用。

柚子有独特的美容、降血糖的功效。此外，还能增强食欲、增强毛细血管韧性、降低血脂等，对高血压患者有补益作用。

❖ 选购保存

已经成熟的柚子表皮颜色呈橙黄色，光滑细腻有光泽。同样大小的柚子，应该选比较重的，水分会比较足，果肉更丰满。买回后如果不马上食用，尽量不要让柚子沾水，否则外皮会腐烂。可以将其存放在干燥通风处，温度保持在10℃左右。

❖ 食用建议

柚子适宜消化不良、慢性支气管炎、咳嗽、痰多气喘者食用；气虚体弱之人，腹部寒冷、常患腹泻者不宜多食。

❖ 烹饪提示

柚子可用于榨汁，制成柚子饮。还可以与百合、白糖一起加水煎煮制成柚子百合饮，具有化痰下气、润肺止喘的功效。

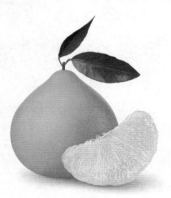

7. 最佳时令水果：苹果

适用量： 每日1个为宜。

热量： 约2177焦/克。

性味归经： 性平，味甘、微酸。归脾、肺经。

食疗功效： 苹果具有健胃、生津、止渴、消食的功效，含有大量的纤维素，常吃可以使肠道内胆固醇减少，缩短排便时间，能够降低直肠癌的发病率。

苹果含有丰富的铬，能提高糖尿病患者对胰岛素的敏感性；还含有大量的钾，有降低血压、防治心脑血管并发症的作用；苹果酸可以稳定血糖，预防老年性糖尿病。

❀ 选购保存

新鲜苹果结实、松脆，表面有一层白霜，是一种天然蜡质成分。而且色泽好看，质地紧密，略带香味。

如果将苹果放在室内干燥阴凉处，一般可保存7~10天，也可以用保鲜袋装好放入冰箱冷藏，这样保存的时间更久。其他未成熟的水果与苹果放在一起，苹果释放出的乙烯能起到催熟的作用。

❀ 食用建议

慢性胃炎、消化不良、慢性腹泻、高血压、高脂血症患者适宜食用。

❀ 烹饪提示

在日常生活中，苹果一般用来做苹果酱、苹果醋，或者直接生食。但需注意，苹果是酸性食物，不宜空腹吃。吃完应该刷牙，否则易腐蚀牙齿。

8. 最佳时令谷物：高粱

适用量： 每日40克为宜。

热量： 约2177焦/克。

性味归经： 性温，味甘、涩。归脾、胃经。

食疗功效： 具有凉血、解毒、和胃、健脾、止泻的功效，可用来防治食欲不振、消化不良、食积腹胀、湿热下痢、小便不畅等症。

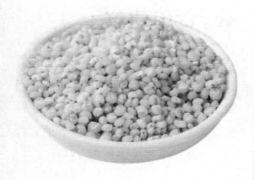

高粱富含糖类、钙、脂肪、磷、铁以及多种氨基酸。除食用外，高粱可制淀粉、制糖、酿酒等。

❀ 食用建议

高粱米可用来蒸饭、煮粥，慢性腹泻患者可常食高粱米粥。大便燥结者应少食或不食高粱食品。

❀ 烹饪提示

高粱米一定要煮烂，供早晚食用；高粱米可制作干饭、稀粥，还可磨成粉用于制作糕团、饼等。

❀ 选购保存

优质高粱米粒均匀整齐，有光泽，摸起来干燥，无虫、无沙粒、无碎米，略带清香。宜放在干燥阴凉、通风处密封保存。

9. 最佳时令干果：核桃

> **适用量：** 每日4颗为宜。
>
> **热量：** 约26245焦/克。
>
> **性味归经：** 性温，味甘。归肺、肾经。
>
> **食疗功效：** 核桃具有滋补肝肾、强健筋骨之效。核桃油中油酸、亚油酸等不饱和脂肪酸含量高于橄榄油，有助于预防动脉硬化、冠心病。

核桃中富含蛋白质和不饱和脂肪酸，能滋养脑细胞，增强脑功能，预防阿尔茨海默病；所含的维生素C能软化血管。

❀ 选购保存

优质核桃一般个头较大，外形圆整，摸起来干燥，壳薄、白净，出仁率高。打开后桃仁片大，色泽白净，含油量较高。家庭中的核桃保存只需要用保鲜袋装好密封，放在干燥阴凉、通风处即可。

❀ 食用建议

肾亏腰痛、肺虚久咳、气喘、健忘、倦怠、食欲不振、腰膝酸软、气管炎、便秘、神经系统发育不良、神经衰弱、心脑血管疾病等患者适宜食用。肺脓肿、慢性肠炎患者忌食。

❀ 烹饪提示

核桃可用于煲粥、打豆浆，也可搭配在各种糕点、饼干中，还可以搭配在某些菜品中一起炒制。

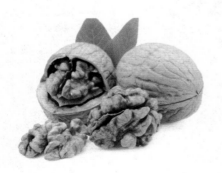

10. 九月养生食疗方

麦冬白米羹

功效： 此羹具有养阴生津、润肺清心的功效，主要用于肺燥干咳、虚劳咳嗽等症。

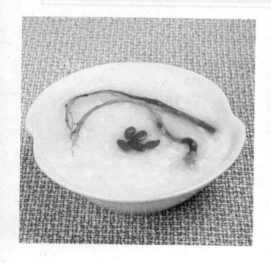

材料： 西洋参5克，麦冬10克，石斛20克，枸杞5克，大米70克，冰糖50克。

做法：

① 西洋参、麦冬、石斛、枸杞均洗净。

② 大米洗净，倒入适量水，与药材一起放入锅中，以大火煮沸后转小火续煮至黏稠。

③ 加入冰糖调味即可关火。

红枣桃仁羹

功效： 本品补血活血、调和肝脾、润燥滑肠，适合血虚便秘、脾胃不和等症患者。

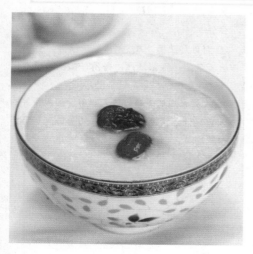

材料： 红枣100克，大米200克，桃仁15克，白糖10克。

做法：

① 将大米泡发，洗净；红枣、桃仁洗净，备用。

② 将大米放进砂锅，加水煮沸后转小火熬煮至浓稠，再加入红枣、桃仁同煮。

③ 快煮好时加入白糖，煲煮片刻即可。

蟹黄羹

功效： 此羹具有补脾养胃、生津益肺、补肾壮阳的功效。

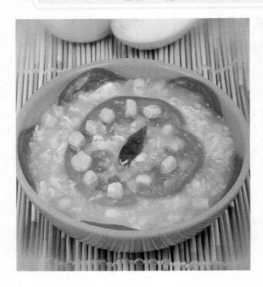

材料： 山药200克，玉米粒200克，西红柿100克，蟹黄50克，鸡蛋2个，味精3克，盐、食用油各适量。

做法：

① 将玉米粒洗净，剁碎；西红柿洗净切片；山药去皮，切片；鸡蛋打入碗中备用。

② 锅内加油，置火上，将除盐外的所有材料入锅，加水煲至熟，出锅前加盐调味即可。

首乌核桃羹

功效： 本品能补肝益肾、养血祛风，对肝肾阴亏、腰膝软弱等症有食疗作用。

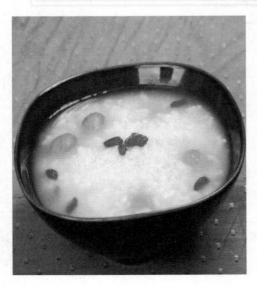

材料： 何首乌10克，枸杞5克，核桃50克，大米100克，盐适量。

做法：

① 何首乌洗净，加5碗水熬成汤汁，煮沸，去掉药渣，保留汤汁，备用；核桃去壳，切小粒。

② 将大米淘洗干净，放入锅中，加入备好的何首乌汁、枸杞一同熬煮约30分钟，直至大米软烂。

③ 加入核桃，加盐调味即可。

绿豆菊花羹

功效： 此羹可清热解毒、清肝明目，对头痛目赤、烦躁易怒等症有食疗作用。

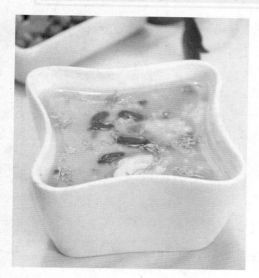

材料： 百合30克，菊花、枸杞各适量，绿豆80克，盐2克。

做法：

① 将绿豆洗净，用温水泡发；百合洗净后切片；菊花、枸杞洗净备用。

② 在锅中注入水，大火烧开后放入绿豆煮至开花。

③ 加入百合同煮至浓稠状，调入盐拌匀，撒上菊花、枸杞，再煮片刻即可关火。

玉米党参羹

功效： 本品具有补中益气、润肺生津的作用，对气短心悸、脾肺虚弱者有益。

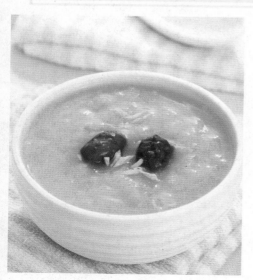

材料： 党参15克，红枣20克，玉米糁120克，冰糖8克。

做法：

① 红枣去核，洗净；党参洗净、浸泡，切成小段。

② 锅置火上，注入清水，放入玉米糁煮沸后，下入红枣和党参。煮至浓稠、闻见香味时，放入冰糖调味，即可食用。

Part 11
十月抗燥邪，
保养肺精

十月是秋季的最后一个月，
包括寒露和霜降两个节气。
这个月也是秋季进入冬季的过渡月份，
气温越来越接近冬季。
雨水较少，空气也特别干燥，
树的叶子变黄，因此有"金秋十月"之称。
这个月的养生要点除了防寒保暖外，
还需抵御燥邪的入侵，
特别要注意养肺，预防呼吸系统疾病。

1. 最佳时令蔬菜：花菜

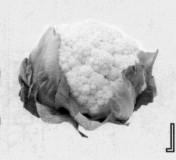

适用量：每次70克为宜。

热量：约1004焦/克。

性味归经：性凉，味甘。归肝、肺经。

食疗功效：花菜是含有类黄酮最多的食物之一，可以防止感染，阻止胆固醇氧化，防止血小板凝结成块，从而降低心脏病和脑卒中的发病率。

花菜中含有丰富的矿物质铬，能有效调节血糖；还含有丰富的膳食纤维，能防止餐后血糖上升过快，促进胃肠蠕动，预防老年便秘。常吃花菜还可以增强肝脏的解毒能力。

❁ 选购保存

选购花菜要注意观察花球，花球四周没有散开的，成熟度刚刚好。另外，花球的颜色呈米白色，没有长毛花的就是佳品。将花菜放入保鲜袋密封，放进冰箱冷藏或放置在阴凉干燥处，都能保存一段时间。如果将花菜掰成小朵，焯水并用凉水冲一遍，然后晾干，再装入保鲜袋里，置于冰箱中冷藏，可以保存更久。

❁ 食用建议

吃花菜时，要多嚼几下，这样更有利于营养的吸收。食欲不振者、大便干结者适宜食用。尿路结石者不宜多食。

❁ 烹饪提示

将花菜洗净切块，烹饪之前焯水，更容易熟。

2. 最佳时令蔬菜：南瓜

适用量： 每日100克左右为宜。

热量： 约921焦/克。

性味归经： 性温，味甘。归脾、胃经。

食疗功效： 南瓜具有润肺益气、降低血糖、驱虫解毒等功效，可预防结肠癌、高血压以及肝脏的一些病变。

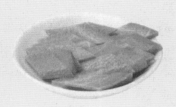

南瓜中含有大量的果胶纤维素，可使肠胃对糖类的吸收减慢，并有改变肠蠕动的速度、减缓饭后血糖的升高、缓解老年人便秘之功效。南瓜中还含有钴，能促进胰岛素分泌，从而降低血糖。

❀ 选购保存

选购时主要看南瓜有没有完全成熟。掐一下南瓜的蒂，如果很硬，就说明采摘时已经成熟。外皮颜色金黄越深、棱越深、瓜瓣越鼓的南瓜越好。保存时温度宜适中，保持干燥通风。如果要长时间保存的话，可以在瓜皮上擦拭醋或盐水，起到杀菌的作用。

❀ 食用建议

糖尿病、高脂血症、动脉硬化、胃溃疡等患者以及脾胃虚弱者、营养不良者、便秘者可常食南瓜。

❀ 烹饪提示

南瓜营养丰富，特别适合炖食。腌鱼、腌肉吃太多时，可以吃点儿南瓜来中和。

3. 最佳时令肉类：兔肉

> **适用量：** 每日80克左右为宜。
>
> **热量：** 约4270焦/克。
>
> **性味归经：** 性凉，味甘。归肝、大肠经。
>
> **食疗功效：** 兔肉可滋阴凉血、解毒祛热。含有丰富的卵磷脂，能抑制血小板凝聚、防止血栓形成，还能保护血管壁、防止动脉硬化。

兔肉的脂肪含量低于其他肉类，且其脂肪多为不饱和脂肪酸。兔肉富含卵磷脂，不仅能够有效抑制血小板凝聚，防止血栓形成，而且还有助于老年人降低胆固醇，预防脑功能衰退。

❀ 选购保存

宜购买色泽暗红、略带灰色，肉质紧实有光泽，脂肪洁白的兔肉。兔肉储存时间不宜太久，最好买回家之后立即烹制。吃不完的话，可以用保鲜袋装好放入冰箱，可保存一两天。

❀ 食用建议

一般人群均可食用。营养不良、气血不足、肝病、心血管病、糖尿病患者适宜食用。脾胃虚寒者不宜食用。

❀ 烹饪提示

烹调前必须用凉水将兔肉冲洗干净。烹制时要多放油。配料应选用海带、海蜇、枸杞、香菇等温凉性的。

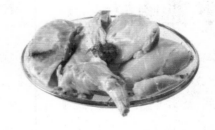

4. 最佳时令水产：三文鱼

适用量： 每次80克左右为宜。

热量： 约5818焦/克。

性味归经： 性平，味甘。归脾、胃经。

食疗功效： 三文鱼能有效地预防如糖尿病等慢性疾病的发生、发展，具有很高的营养价值，享有"水中珍品"的美誉。

三文鱼中含有丰富的不饱和脂肪酸，能有效降低血脂和血胆固醇，可预防心血管疾病。其中的 $\Omega-3$ 不饱和脂肪酸还可以改善老年人的胰岛功能，降低血糖，尤其对肥胖型的老年人特别有效。

❈ 选购保存

如果是购买包装好的三文鱼，要注意生产日期和鱼肉本身。好的鱼肉色泽鲜明，呈橙红色，肉质紧实，鱼皮光滑，鱼眼剔透。三文鱼适宜低温冷冻保存。

❈ 食用建议

痛风、高血压、糖尿病患者不宜食用三文鱼。鲜三文鱼肉中有寄生虫，要经过冷冻处理后再吃。

❈ 烹饪提示

烹饪三文鱼之前要解冻，但是不可用热水急速解冻，只须延长常温静置时间即可。烹饪时建议把鱼做成八分熟，这样既保存三文鱼的鲜嫩，也可祛除鱼腥味。

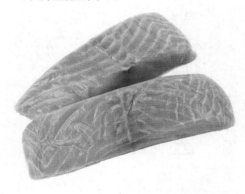

5. 最佳时令水产：鲅鱼

> **适用量：** 每次40克为宜。
>
> **热量：** 约5065焦/克。
>
> **性味归经：** 性热，味甘。归脾、肾经。
>
> **食疗功效：** 鲅鱼有补气、平喘的作用，对体弱、咳喘有一定疗效。鲅鱼富含钙，能强健骨骼，预防骨质疏松。

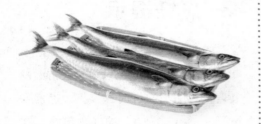

鲅鱼肉质细腻、味道鲜美、营养丰富，含丰富的蛋白质、维生素A、矿物质（主要是钙）等营养元素，而且肉质坚实紧密，呈锥子状，深受人们喜爱。

❀ 选购保存

新鲜鲅鱼鳍条完整，无糜烂，无红点和白点，鱼身呈蓝绿色，鱼脊附近呈暗绿色，有天然的鱼腥味，且鱼身有弹性，用手轻轻按压，凹陷会很快恢复。将购买的鲅鱼清洗干净，然后按照烹饪需要，分割成鱼头、鱼身

和鱼尾等部分，抹干表面水分，分别装入保鲜袋，入冰箱冷冻保存，可保持一个月不变质。

❀ 食用建议

一般人群均可食用，但消化道疾病患者忌食。

❀ 烹饪提示

鲅鱼适宜红焖、清炖。炖鱼时加些啤酒，有助于鱼脂肪分解，使鱼的味道更鲜美。

6. 最佳时令水果：葡萄

> **适用量：** 每日100克左右为宜。
> **热量：** 约1800焦/克。
> **性味归经：** 性平，味甘、酸。归肺、脾、肾经。
> **食疗功效：** 常食用葡萄，可以紧致肌肤、美容养颜、延缓衰老。葡萄中的维生素B$_{12}$具有抗贫血的功效。

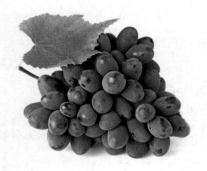

葡萄所含的糖类、维生素C和铁较为丰富，能为人体提供能量，其中所含的维生素C可促进人体对铁质的吸收，有效预防老年人缺铁性贫血。葡萄还富含钾，能有效降低血压。

❈ 选购保存

挑选葡萄时，要选外观新鲜、大小均匀、颗粒饱满、表面有白霜的。果梗硬的，品质是最好的。买回的葡萄用保鲜袋装好放入冰箱冷藏即可。

❈ 食用建议

面无血色的女性多食用葡萄可以益气补血。但是湿热体质的人宜少食或忌食。

❈ 烹饪提示

由葡萄制成的葡萄酒常常被用于菜肴烹饪中，但是葡萄的甜度也会破坏菜肴本身的味道。所以在加入葡萄酒时，要选择甜度与菜肴本身味道相匹配的。

老年人
食疗365

7. 最佳时令水果：柠檬

适用量： 每次100～200克为宜。

热量： 约1465焦/克。

性味归经： 性平，味甘、酸。归肺、胃经。

食疗功效： 柠檬所含有的维生素C和芦丁，能预防高血压。柠檬果皮富含芳香挥发成分，可以生津解暑、开胃醒脾。

柠檬富含维生素C和芦丁，能缓解钙离子促血液凝固的作用，有效降低血脂和血压，增强血管的弹性和韧性，有助于预防和治疗老年人动脉硬化、心肌梗死等心血管疾病。

❧ 选购保存

优质柠檬个头中等，形状呈椭圆，上下两端均突起而稍尖，似橄榄球状，皮色越鲜黄越成熟，具有浓郁的香气。新鲜的柠檬可以常温下保存很久。切开的柠檬需覆盖上保鲜膜放入冰箱冷藏，但是保存时间较短。

❧ 食用建议

胃溃疡、胃酸分泌过多，患有龋齿者和糖尿病患者慎食柠檬。

❧ 烹饪提示

一般将柠檬单独或和其他水果蔬菜一起榨汁喝，西餐中常将它切片与其他菜配在一起。

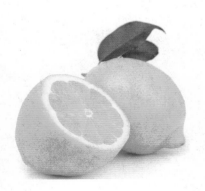

8. 最佳时令谷物：芸豆

适用量： 每日20克左右。

热量： 约1046焦/克。

性味归经： 性平，味甘。归脾、胃经。

食疗功效： 芸豆能温中下气、利肠胃、益肾、补元气、降低血脂，老年人常食有益。

芸豆含有丰富的钾和镁，能降低血脂并提高人体免疫力，尤其适合患有高脂血症、心脏病、动脉硬化、低血钾症的老年患者食用。芸豆还含有皂苷、尿毒酶和多种球蛋白等独特成分，具有提高人体自身的免疫力、增强抗病能力的功能。

❀ 选购保存

选购芸豆时注意观察，优质芸豆触感饱满，颗粒均匀，闻起来还有淡淡的豆香味。保存芸豆时，只需用保鲜袋密封好，放入冰箱冷藏即可。

❀ 食用建议

消化功能不佳者、慢性消化道疾病患者不宜食用。

❀ 烹饪提示

烹调前可浸泡半天到一天，这样熟得快。

9.最佳时令干果：莲子

> **适用量：** 每日20克（干品）为宜。
>
> **热量：** 约14399焦/克（干品）。
>
> **性味归经：** 鲜品性平，味甘、涩；干品性温，味甘、涩。归心、脾、肾经。
>
> **食疗功效：** 莲子含有丰富的蛋白质、淀粉等，能安神健脾、促进凝血。

莲子中所含的棉籽糖，对老年人有很好的滋补作用。莲子还富含钙、磷、钾，有安神、养血的作用。老年人食用莲子，还可为骨骼和牙齿提供丰富的钙，预防骨质疏松症。

❀ 选购保存

优质莲子的色泽偏黄，如果太白的可能是漂白处理过的。摇晃时有清脆的响声，闻起来有莲子的清香味，就是合格的干莲子。新鲜莲子一般只能放入冰箱冷藏，而且保存时间较短。干莲子则要放在干燥处，避免受潮。

❀ 食用建议

慢性腹泻、失眠、心慌者适宜食用。中满痞胀及大便燥结者忌食。

❀ 烹饪提示

莲子皮薄如纸，剥除很费时间，可将莲子洗净后放入开水中，加入适量老碱，搅拌均匀后稍闷片刻，再倒出，用力揉搓，可快速去除莲子皮。

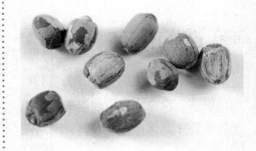

10. 十月养生食疗方

菊花雪梨汤

功效： 此汤具有清热解毒、止咳祛痰的功效，对咽喉肿痛等病症有食疗作用。

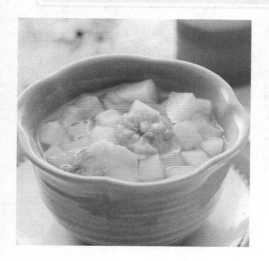

材料：甘菊5朵，桔梗5克，雪梨1个，冰糖5克。

做法：

① 甘菊、桔梗加1200毫升水煮开后，转小火继续煮10分钟，去渣留汁，加入冰糖搅匀，盛出待凉。

② 雪梨洗净削皮，梨肉切丁备用。

③ 将切丁的梨肉加入已凉的甘菊水中即可。

灵芝蜂蜜茶

功效： 本品具有生津润燥、滋阴养肺等功效，对于秋季口干舌燥、乏力有益。

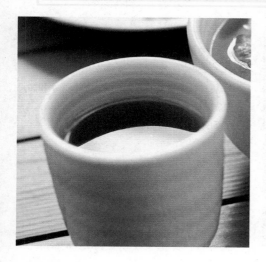

材料：灵芝粉20克，蜂蜜10克。

做法：

① 将灵芝粉置于杯中，冲入200毫升沸水，加盖闷10～20分钟。

② 加入蜂蜜，拌匀即可饮用。

老年人
食疗365

话梅姜汤

功效： 此汤具有健肺、温脾、生津等功效，可增进食欲，加强消化功能。

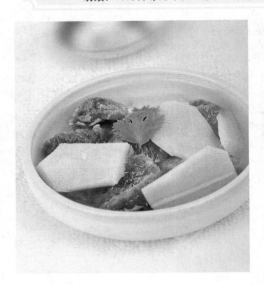

材料： 生姜30克，话梅50克，冰糖8克。

做法：

① 话梅洗净，切成两半备用；姜洗净，去皮，切片，备用。

② 净锅上火，倒入矿泉水，放入话梅、姜片稍煮。

③ 调入冰糖煮25分钟即可。

黑芝麻山药糊

功效： 本品有滋补肝肾的功效，适用于肝肾阴亏、肾虚腰痛、便秘等症。

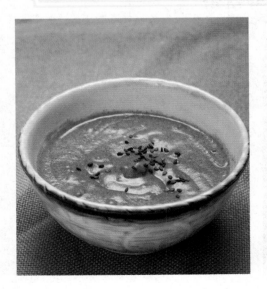

材料： 山药、何首乌、黑芝麻各250克，白糖适量。

做法：

① 黑芝麻、山药、何首乌均洗净、沥干、炒熟，再研成细粉，分别装瓶备用。

② 将三种粉末一同盛入碗内，加入开水和匀，调成稍微稀点儿的糊糊。

③ 调入白糖，和匀即可。

柴胡秋梨饮

功效：本品具有和解表里、生津、润燥、清心、滋阴等功效。

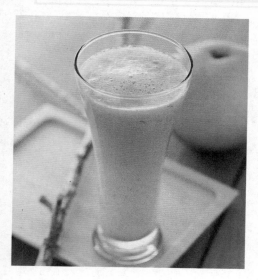

材料：柴胡6克，秋梨1个，红糖适量。

做法：

① 分别将柴胡、秋梨洗净，把秋梨切成块，备用。

② 把柴胡、秋梨放入锅内，加入1200毫升水，先用大火煮沸，再改小火煎15分钟。

③ 滤去渣，以红糖调味即可。

桂圆黑枣汤

功效：此汤能益心脾、补血、安神，对羸弱、失眠、健忘、贫血等症有食疗作用。

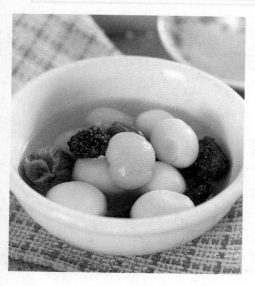

材料：桂圆50克，黑枣30克，冰糖适量。

做法：

① 桂圆去壳、去核，备用；黑枣洗净，对半切开，去核。

② 锅中加水适量，烧开，先下入黑枣煮5分钟后，再加入桂圆一起煮25分钟。

③ 下入冰糖煮至溶化即可。

Part 12
十一月进补，
养精蓄锐

十一月是冬季的第一个月，
包括立冬和小雪两个节气。
在北方地区，立冬开始的六个节气，
是属于冰天雪地的世界的。
此时，天气异常寒冷，
需要冬眠的变温动物都进入了冬眠状态。
中医认为，养生要天人合一，
因此，我们人类这个时候也要特别注意补充睡眠，
早睡晚起，养精蓄锐，
才能保持健康。

1. 最佳时令蔬菜：海带

适用量： 每日15～20克为宜。

热量： 约502焦/克。

性味归经： 性寒，味咸。归肝、胃、肾经。

食疗功效： 海带含有大量的碘，能被人体直接吸收，有利于治疗甲状腺肿大，预防动脉硬化。含有的褐藻酸钠能预防白血病和骨痛病。

海带中钙的含量极为丰富，而钙可降低人体对胆固醇的吸收，并能降低血压。还含有丰富的钾，而钾有平衡钠摄入过多的作用，并有扩张外周血管的作用。因此，海带对患有心血管疾病的老年人有很好的食疗功效。

❀ 选购保存

干海带完整、无破损、表皮有白霜的则是佳品。新鲜海带以叶片宽厚、颜色呈浓绿色，无枯黄者为佳。泡发好的海带和新鲜海带保存时，用保鲜膜包好放入冰箱冷藏即可。

❀ 食用建议

海带富含碘，甲亢患者不宜食用海带，以免加重病情。

❀ 烹饪提示

海带烹饪前一定要漂洗干净表面的海水脏污。另外，海带不耐煮，所以不能煮太久。

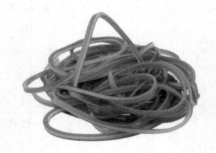

2. 最佳时令蔬菜：黑木耳

适用量： 每日50克（水发木耳）左右为宜。

热量： 约879焦/克。

性味归经： 性平，味甘。归肺、胃、肝经。

食疗功效： 黑木耳含有铁、高蛋白和维生素，能有效治疗贫血。黑木耳所含的胶质有较强的吸附能力，能有效清理消化道、清胃涤肠。

黑木耳中所含的铁有补血、活血的功效，能有效预防缺铁性贫血；含有的钙有助于老年骨骼健康，预防骨质疏松症；含有的糖类能为老年人提供日常消耗的热量。

❀ 选购保存

上品黑木耳朵大小适度，耳瓣微微展开，朵面乌黑有光泽，朵背呈灰白色。干黑木耳保存时尽量抽空袋子里面的空气，隔一段时间拿出来翻晒，避免长霉。已经长霉的木耳千万不能食用。

❀ 食用建议

木耳应当烹调熟了再吃，一般和猪肉一起炒着吃。冬天的时候炒好的木耳很容易变凉，所以要趁热吃。夏天的时候，焯熟的木耳放凉后也可用于凉拌。

❀ 烹饪提示

木耳烹饪之前要去掉根部，洗净。泡发干木耳要用凉水，泡出来的木耳会更大，口感也更脆。

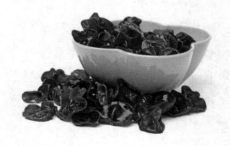

3. 最佳时令蔬菜：包菜

适用量： 每次80克为宜。

热量： 约921焦/克。

性味归经： 性平，味甘。归脾、胃经。

食疗功效： 包菜能润脏腑、壮筋骨、清热止痛、预防便秘，对患有失眠多梦、耳目不聪、关节屈伸不利等病症的老年人有食疗功效。

包菜热量低，富含的维生素E、维生素C、B族维生素可促进人体内胰岛素的生成和分泌，调节体内糖代谢，对老年人的健康极为有益。

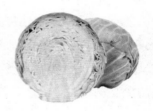

❀ 选购保存

以菜球又大又紧实，触感稍硬，芯叶肥嫩者为佳。同等重量的包菜要选购个头小的。若购买已切开的包菜要选切口新鲜、叶片紧密的。烹制前从外层的叶片开始取，剩下的用保鲜膜完整包裹，然后放入冰箱冷藏即可。

❀ 食用建议

包菜特别适合动脉硬化、胆结石症、肥胖患者及容易骨折的老年人食用。但皮肤瘙痒性疾病、眼部充血患者忌食。因包心菜含粗纤维量多，且质硬，故脾胃虚寒、泄泻以及小儿脾弱者也不宜多食。

❀ 烹饪提示

做熟的包菜不要长时间存放，否则容易发生亚硝酸盐中毒。

4. 最佳时令水产：武昌鱼

> **适用量：**每次40克为宜。
> **热量：**约5651焦/克。
> **性味归经：**性温，味甘。归脾、胃经。
> **食疗功效：**武昌鱼有补虚、益脾、养血、祛风之功效，能调治脏腑、开胃健脾，能有效抑制贫血症、动脉血管硬化等疾病。

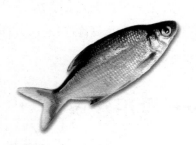

武昌鱼中含有丰富的不饱和脂肪酸和钙元素，高钙的摄入可抵抗钠的有害作用，对降低血压、促进血液循环大有益处，是老年人预防高血压的良好食物。

❀ 选购保存

要挑选新鲜、健康的，鱼鳞要完好，不要有脱落，身上不能有血迹，游动要活泼，不能翻白。鲜活的武昌鱼用清水饲养保存，或者宰杀后去掉内脏、洗净，然后放冰箱保存。

❀ 食用建议

武昌鱼适宜贫血、体虚、营养不良、不思饮食之人食用，凡患有慢性痢疾之人忌食。

❀ 烹饪提示

武昌鱼适合清蒸或煮汤，这样能保证鱼肉味道鲜美。烹调的时间不能太长，否则鱼肉会变老。烹调前洗净，在牛奶中泡一会儿可除腥提鲜；烹调时加一些姜或醋亦可去腥。

老年人
食疗365

5. 最佳时令水产：鲐鱼

适用量： 每次80～100克为宜。

热量： 约6488焦/克。

性味归经： 性平，味甘。归脾、肺经。

食疗功效： 鲐鱼富含磷，能促进骨骼生长及身体组织器官的修复；鲐鱼还富含钙，可以强健骨骼，预防骨质疏松，老年人可经常食用。

鲐鱼的营养价值很高，经济价值也颇高，是一种深受广大群众喜爱的食用鱼。鲐鱼体内还含有两种营养价值较高的物质：一种叫二十碳五烯酸（EPA），另一种叫二十二碳六烯酸（DHA）。这两种物质能有效预防心血管疾病。

❀ 选购保存

质量好的鲐鱼富有光泽，纹理清晰，散发出天然的淡淡鱼腥味，其肉质坚实，手触有弹性，按下去的凹陷能很快恢复。将鲐鱼清洗干净，然后按照烹饪需要，分割成鱼头、鱼身和鱼尾等部分，抹干表面水分，分别装入保鲜袋，入冰箱冷冻保存，可保持一周不变质。

❀ 食用建议

一般人群均可食用，对海产品过敏者忌食。

❀ 烹饪提示

烹制鲐鱼时，可分别加入适量的雪里蕻、绿豆、小白菜等一起炖煮30分钟以上，即可将大部分组胺消除，有效预防吃鲐鱼引发的不良反应。

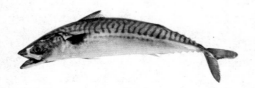

6. 最佳时令水产：甲鱼

适用量： 每次80克左右为宜。

热量： 约4939焦/克。

性味归经： 性平，味甘。归肝经。

食疗功效： 甲鱼具有益气补虚、益肾健体功效，适合体虚、腹泻者食用。

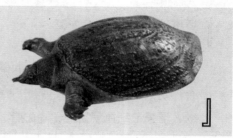

甲鱼中含有优质蛋白，可增强老年人的免疫力。甲鱼中还含有丰富的镁元素，可促进胰岛素分泌，从而使血糖下降。因此，老年人食用甲鱼有助于控制血糖。

❈ 选购保存

以外形完整，无伤病，肌肉肥厚，甲壳有光泽，背甲肋骨模糊，裙厚而上翘，四腿粗壮有力，动作敏捷迅速灵活的为佳。长时间保存活甲鱼的话，可以将其放入冰箱冷藏，温度控制在0℃左右。短时间保存的话，可以将甲鱼放在容器中，加少许鹅卵石，加入的水只需盖过甲鱼身一半即可，一定要保持容器里干净卫生，隔一两天喂一些细碎的肉食，可以保存7天左右。

❈ 食用建议

一般人群均可食用，尤其适合体质衰弱、肝肾阴虚、营养不良之人食用，但应注意，食欲不振、消化功能减退、脾胃虚弱、腹泻之人忌食。

❈ 烹饪提示

宰杀甲鱼时，将甲鱼翻过来，背朝地，肚朝天，当它使劲翻身将脖子伸到最长时，用快刀在脖根一剁，然后控血。宰杀时谨防被咬。

7. 最佳时令水果：橙子

适用量： 每日1~2个为宜。

热量： 约1967焦/克。

性味归经： 性凉，味甘、酸。归肺、脾、胃经。

食疗功效： 橙子有助于下气、消食、化痰、健脾、生津止渴、增强食欲、增强毛细血管韧性、降血脂、降血糖，对高血压患者有益。

橙子含有大量维生素C和胡萝卜素，可以抑制致癌物质的形成，降低胆固醇和血脂，还能软化和保护血管，促进血液循环。

❀ 选购保存

选购橙子时，要选个头适中，脐眼小，表皮细腻、孔小、有弹性的。为便于储存，可不购买太熟的橙子，买回的橙子要放在自然通风的位置，最好不要保存在冰箱里面，不然味道会不够鲜美。

❀ 食用建议

橙子与黄酒搭配可辅助治疗乳腺炎；与蜂蜜搭配可改善打嗝少食；与玉米搭配可促进维生素的吸收。

❀ 烹饪提示

橙子除了直接食用，最常见的吃法是榨成橙汁，或用搅拌机将橙子和其他水果一起搅拌成果汁。

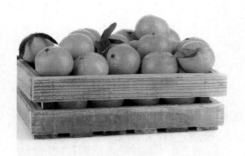

8. 最佳时令水果：番石榴

> **适用量：** 每日1个为宜。
>
> **热量：** 约1716焦/克。
>
> **性味归经：** 性平，味甘、涩。归脾、胃、大肠经。
>
> **食疗功效：** 番石榴性凉，有清热、解毒、健胃、润肺、涩肠、止血等功效，老年人常食对肠胃比较好。

番石榴富含多种维生素，且含有丰富的蛋白质，这些成分在体内参与糖的代谢，有利于体内多余糖分的分解，对患有糖尿病、高血压、冠心病的老年人有良好的食疗功效。

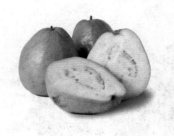

❖ 选购保存

以表皮偏光滑、无碰损斑痕、皮色黄中带绿、形状规则均匀的为佳。脆番石榴，果实硬，颜色淡而均匀；软番石榴，摸起来柔软有弹性，香味浓郁。保存时，可以用保鲜袋将番石榴装好放入冰箱冷藏。

❖ 食用建议

生食，鲜果洗净（免削皮）即可食用，有些人喜欢切块置于碟上，加上少许酸梅粉或盐，风味独特。如使用家庭式果汁机，自制原味的番石榴果汁，口味也不错。

❖ 烹饪提示

番石榴可与瘦肉一起炖成汤，也可和苹果一起榨汁饮用。

9. 最佳时令谷物：黑豆

> **适用量：** 每日40克左右为宜。
>
> **热量：** 约15948焦/克。
>
> **性味归经：** 性平，味甘。归心、肝、肾经。
>
> **食疗功效：** 黑豆有祛风除湿、调中下气、活血、解毒、利尿、明目等功效。含有丰富的维生素E，能清除体内的自由基，减少皮肤皱纹。

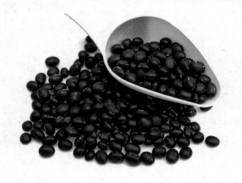

黑豆中所含的不饱和脂肪酸可以有效降低胆固醇含量；还含有大量的膳食纤维，可防治便秘；其含有的丰富的维生素E，有明目、乌发的作用。所以，老年人可以常食黑豆。

❈ 选购保存

正宗的黑豆，颗粒大小不一，豆子的颜色也不一致，以墨黑和黑中泛红者居多，豆子比较圆润，捏起来比较坚硬。将黑豆放入干净、干燥、密封的容器内保存，然后将容器置于干燥、通风、没有阳光直射处或冰箱冷藏即可。

❈ 食用建议

黑豆的嘌呤高，会进一步致尿酸代谢障碍，尿酸沉积在骨关节上则形成痛风，因此痛风患者不宜食用黑豆；黑豆不易消化，食用过多会加重肠胃负担，因此不宜大量食用黑豆。

❈ 烹饪提示

黑豆在烹调上用途甚广，可作为粮食直接煮食，也可磨成豆粉单独食用，亦可与其他面粉混合食用。

10. 最佳时令干果：花生

> **适用量：** 每日40克为宜。
>
> **热量：** 约12474焦/克（生花生）。
>
> **性味归经：** 性平，味甘。归脾、肺经。
>
> **食疗功效：** 花生能益智补脑、延年益寿、降压降脂、保护心脏、美容祛痘、润肠通便。

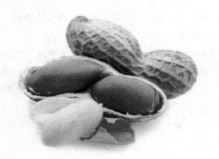

花生含有丰富的蛋白质、维生素A、维生素B_6、维生素E、维生素K、钙、不饱和脂肪酸，能增强记忆力，抗衰老，延缓脑功能衰退，滋润皮肤。花生中的不饱和脂肪酸有降低胆固醇的作用，对防治动脉硬化、高血压和冠心病有食疗功效。

❈ 选购保存

优质花生一般颗粒饱满、形态完整、大小均匀。花生应晒干后放在低温、干燥的地方储存。

❈ 食用建议

花生是高脂肪、高热量的食物，因此高脂蛋白血症患者不宜食用；花生还很难消化吸收，胃溃疡、慢性胃炎、慢性肠炎患者也不宜食用。

❈ 烹饪提示

花生的烹调方法较多，可带壳烘干或水煮，可用油和盐炒熟当菜肴，也可剥取花生米和其他食材一起炖汤。炸花生时，应选取大小均匀的花生米炸，否则大小不一，炸的时候就会生熟不均。

11. 十一月养生食疗方

肉苁蓉海参鸽蛋

功效： 本品对肾虚及由肾虚引起的神经衰弱、体倦、听力减退等病症有益。

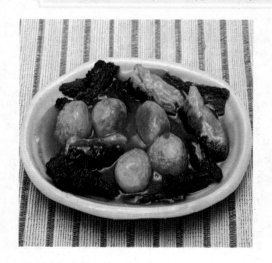

材料：肉苁蓉15克，水发海参2个，鸽蛋5颗，葱末、蒜末、胡椒粉、猪油、味精、淀粉、鸡汁各适量。

做法：

① 将海参处理干净，余熟；鸽蛋煮熟，去壳，裹上淀粉，炸至金黄色；肉苁蓉洗净，煎汁备用。

② 锅中放猪油烧热，下葱、蒜爆香，加鸡汁稍煮，加入海参，烧沸后用小火煮续40分钟，再加鸽蛋、肉苁蓉汁、胡椒粉、味精，煨熟盛出。

③ 将余下的汤汁做成芡汁，淋上即成。

牛奶花生汤

功效： 本品可益气养血、益智安神，适宜气血虚弱的女性常食。

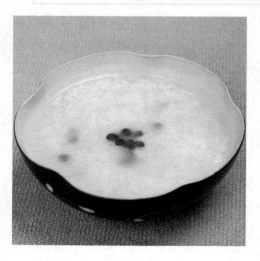

材料：牛奶500毫升，花生米50克，银耳20克，枸杞10克，冰糖适量。

做法：

① 将花生米、枸杞洗净，银耳泡发掰小块，备用。

② 锅中放水，倒入枸杞、花生米和银耳，加适量冰糖，煮30分钟。

③ 倒入牛奶炖15分钟左右即可。

麦芽山楂饮

功效： 本品具有消食化滞、健脾开胃的功效，可用于厌食、腹胀等症。

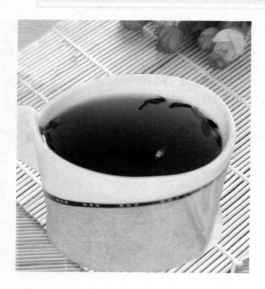

材料： 炒麦芽10克，炒山楂片3克，红糖适量。

做法：

① 取炒麦芽、炒山楂放入锅中，加1碗水。

② 煮15分钟后加入红糖稍煮。

③ 滤去渣，取汁饮。

杏仁芝麻糊

功效： 本品具有润肺生津、定喘止咳的功效，主要用于肺燥喘咳等。

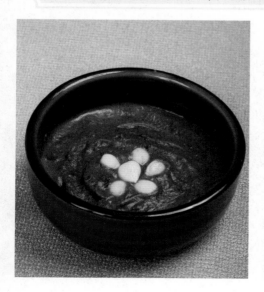

材料： 南杏5克，北杏10克，芝麻粉2大匙，白糖适量。

做法：

① 南杏去皮洗净；北杏洗净；将芝麻粉装入瓷碗中，加入适量白糖。

② 锅置火上，倒入适量清水，烧开后冲泡备好的芝麻粉，搅拌均匀。

③ 加入备好的南杏和北杏，搅拌均匀即可。

枸杞汁

功效：本品有滋补肝肾、益精明目的功效，可分解肝脂肪、强化肾脏功能。

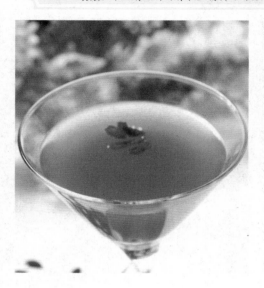

材料：枸杞30克，哈密瓜100克，草莓30克，蜂蜜适量。

做法：

① 草莓摘蒂，洗净；枸杞洗净。

② 哈密瓜洗净、去皮，切块备用。

③ 将枸杞、草莓、哈密瓜、蜂蜜一起倒入榨汁机内，加水350毫升搅打成汁即可。

山药炖鸡汤

功效：此汤有补气养血、滋养身心之效，适合脾虚、气血不足、失眠者食用。

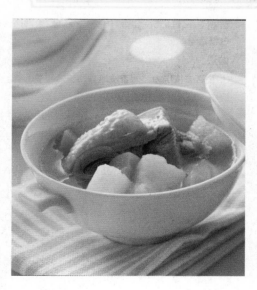

材料：山药250克，胡萝卜1根，鸡腿1只，盐1小匙。

做法：

① 山药削皮，冲净，切块；胡萝卜洗净，削皮，切块；鸡腿剁块，放入沸水中汆烫，捞起，冲洗，沥干水分。

② 鸡腿、胡萝卜先下锅，加水至盖过材料，以大火煮开后转小火炖15分钟。

③ 锅中加入山药，大火煮沸，改用小火续煮10分钟，最后加盐调味即可。

绿豆菊花饮

功效： 本品可解湿热气、排毒养颜、尤其适合女性服用。

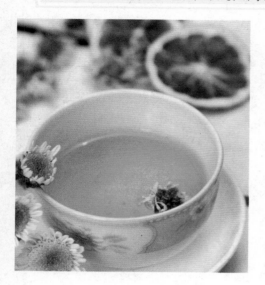

材料： 菊花10克，绿豆沙30克，柠檬汁10毫升，蜂蜜少许。

做法：

① 将菊花洗净，放入水中煮沸。

② 将柠檬汁和绿豆沙注入菊花水中搅拌均匀。

③ 加入少量蜂蜜调味即可饮用。

冬瓜白果姜粥

功效： 此粥有利水消脂、润泽皮肤的功效，对改善皮肤粗糙、消除色斑有效。

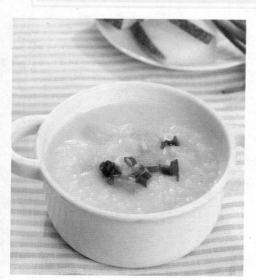

材料： 白果20克，大米100克，冬瓜25克，高汤半碗，盐2克，胡椒粉3克，姜末、葱各少许。

做法：

① 白果去壳、皮，洗净；冬瓜去皮洗净，切块；大米洗净，泡发；葱洗净，切葱花。

② 锅置火上，注入适量水，放入大米、白果，用旺火煮至米粒完全开花。

③ 放入冬瓜、姜末，倒入高汤，改用小火续煮至粥成，调入盐、胡椒粉、葱花即可。

Part 13
十二月藏精，
动静结合

十二月是一年的最后一个月，
也是冬季的第二个月，
这个月包含大雪和冬至两个节气，
这个月也是一年中最寒冷的时候。
中医认为，寒冷的冬季是进补的好时节，
但是必须适度。
大部分人这个时候都会因为寒冷而不愿多运动，
为了健康，必须要动静结合，
畅通气血。

1. 最佳时令蔬菜：白萝卜

> **适用量：**每日60克左右为宜。
> **热量：**约879焦/克。
> **性味归经：**性凉，味辛、甘。归肺、胃经。
> **食疗功效：**白萝卜能促进新陈代谢、增强食欲、化痰清热，老年人吃白萝卜可降低血脂、软化血管、稳定血压、预防冠心病和动脉硬化。

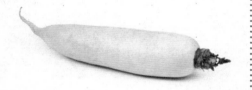

白萝卜富含香豆酸等活性成分，能够降低血糖、胆固醇，促进脂肪代谢，适合患有高血压性糖尿病、高脂血症、肥胖症等老年人食用。

❀ 选购保存

新鲜白萝卜的色泽嫩白，掂起来比较重，表面比较硬实、光滑。如果根须部杂乱无章，分叉多，那么就有可能是糠心白萝卜。买回的白萝卜用保鲜袋装好，常温存放即可。

❀ 食用建议

高血压、糖尿病、心血管疾病，头屑多、头皮痒者，咳嗽痰多者，鼻出血者，腹胀停食者可经常食用白萝卜。阴盛偏寒体质者、脾胃虚寒者、胃及十二指肠溃疡者、慢性胃炎者不宜多食白萝卜。

❀ 烹饪提示

白萝卜的做法多样，可生食、炒食，可做药膳，煮食，或者煎汤、捣汁饮，或外敷患处均可。

2. 最佳时令蔬菜：香菇

适用量： 每次4～8朵为宜。

热量： 约795焦/克。

性味归经： 性平，味甘。归脾、胃经。

食疗功效： 香菇具有化痰理气、益胃和中、透疹解毒之功效，对食欲不振、身体虚弱、小便失禁、大便秘结等病症有食疗功效。

香菇中含有的香菇嘌呤可防止脂质在动脉壁沉积，能够有效降低胆固醇、三酰甘油含量。所含的天门冬素和天门冬氨酸，具有降血脂、维护血管的功能。

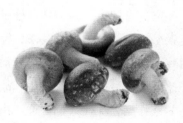

❀ 选购保存

优质香菇具有以下特点：菌盖大小适中、菇形圆整、菌肉肥厚、菌盖下卷；菌褶白色部分有规则，表面不黏滑，没有霉斑；菌柄短粗，手握有坚硬感。新鲜香菇在扎了气孔的保鲜袋保存时不要沾水，菌盖朝下放。

❀ 食用建议

一般人群均可食用。贫血、抵抗力低下者，高脂血症、高血压、动脉硬化、糖尿病、癌症、肾炎、佝偻

病患者宜常食用。慢性虚寒性胃炎患者、痘疹已透发者不宜食用香菇。

❀ 烹饪提示

泡发好的香菇要放在冰箱里冷藏才不会损失营养；泡发香菇的水不要倒掉，很多营养物质都溶在水中，可在煮菜时加入锅中。

老年人
食疗365

3. 最佳时令肉类：羊肉

适用量： 每次约80克为宜。

热量： 约4540焦/克。

性味归经： 性热，味甘。归胃、肾经。

食疗功效： 益气补虚、散寒祛湿，还可增加消化酶，保护胃壁，帮助消化。

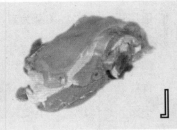

羊肉含有糖类、锰、膳食纤维、维生素A、维生素C、维生素E、锌、胆固醇。对身体的一切虚状均有治疗和补益效果，最适宜冬季食用，故被称为冬令补品，深受人们欢迎。由于羊肉有一股令人讨厌的羊膻怪味，故被一部分人所冷落。其实，只要在羊肉中放入适量料酒、生姜一起烹调，既能够去其膻气，又可保持羊肉的风味。

❀ 选购保存

羊肉是肥瘦相间的，新鲜的羊肉呈鲜红色，脂肪部分洁白细腻，整体有光泽。肉质细而紧密，有弹性。外表略干，气味新鲜。新鲜羊肉保存时先洗干净，可以以每餐的分量分装在保鲜袋中，放入冰箱冷冻保存。

❀ 食用建议

适合形寒肢冷、腰酸腿疼等阳虚症患者食用，尤其适合冬天食用。暑热天或发热病人慎食之。

❀ 烹饪提示

羊肉主要有蒸、煮、煎、炒、熏、炖、煨、涮、拌、炸等做法，炖羊肉是最常见，也是最好的吃法。而且，羊肉经过炖制以后，更加熟烂、鲜嫩，易于消化。炖的时候加上合适的中药或有互补作用的食材更滋补。

4. 最佳时令水产：鳕鱼

> **适用量：** 每次80克为宜。
> **热量：** 约3684焦/克。
> **性味归经：** 性平，味甘。归肝、胃经。
> **食疗功效：** 鳕鱼肉可以活血化瘀，鳕鱼鳔能补血止血，鳕鱼骨能治脚气。

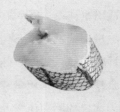

鳕鱼中富含不饱和脂肪酸EPA和DHA，能够降低老年糖尿病患者血液中的总胆固醇、低密度脂蛋白、三酰甘油的含量，可降低心脑血管疾病的发病率。

❀ 选购保存

市面上的鳕鱼一般是切片售卖的，新鲜鳕鱼的肉略带粉红色，冰冻鳕鱼的肉则为白色。如果鱼肉上的纹路清晰，而且鳞片分明、鱼身圆润、肉质有弹性，这样的鳕鱼一般是上品。买回来的鳕鱼清洗干净并控干水分，把盐撒在鱼肉上，然后用保鲜膜包起来，放入冰箱低温冷冻。这样不仅可以去腥、抑制细菌繁殖，还可以保存很久，增加鱼肉的鲜味。

❀ 食用建议

痛风、尿酸过高的患者忌食鳕鱼。但是夜盲症、干眼症、骨质疏松症患者是很适合吃鳕鱼的。

❀ 烹饪提示

鳕鱼的肉质很嫩，很多人初次烹调时容易把鳕鱼肉弄碎。所以煎鳕鱼时，煎的时间不要太长，煎至八成熟，然后再配入其他调料即可。

5. 最佳时令水果：柿子

> **适用量：** 每次100克为宜。
>
> **热量：** 约2511焦/克。
>
> **性味归经：** 性寒，味甘、涩。归肺、脾、胃、大肠经。
>
> **食疗功效：** 柿皮中类胡萝卜素、总酚、维生素C等活性物质含量极高，
> 为优良的降血压食品，适宜高血压患者食用。

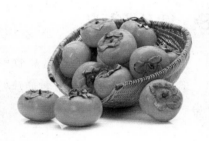

柿子原产于我国，是我国包括葡萄、柑橘、香蕉、苹果在内的五大水果之一，其富含蛋白质、维生素C、钙、磷、铁、锌、鞣酸、果胶、单宁酸、蔗糖、葡萄糖、果糖、胡萝卜素、瓜氨酸、碘等营养元素，有消炎和消肿的作用，还可以预防心血管硬化。

❀ 选购保存

选购柿子时，应选择体形规整、有点方正的柿子。柿子可以放在冰箱里冷藏，先不清洗，只要用塑料袋或纸袋装好，就能防止果实的水分蒸散。

❀ 食用建议

一般人群均可食用，但糖尿病、慢性胃炎、心肌梗死患者忌食。

❀ 烹饪提示

柿子可生吃，还可酿成柿酒、柿醋，或加工成柿脯、柿粉、柿霜、柿茶、冻柿子等。但需要注意的是，柿子性寒，一次不可食用过量。

6. 最佳时令水果：香蕉

> **适用量：** 每日1~2根为宜。
>
> **热量：** 约1046焦/克。
>
> **性味归经：** 性寒，味甘。归脾、胃、大肠经。
>
> **食疗功效：** 香蕉具有清热通便、解酒、降压等功效，对便秘、痔疮、肠癌患者大有益处。

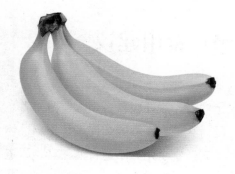

香蕉中富含大量的膳食纤维和维生素C，可促进胃肠蠕动，减少肠道对胆固醇的吸收，有效防治便秘。另外，香蕉所富含的钾，有利水减肥、降压的作用，适合老年人食用。

❀ 选购保存

果皮黄黑泛红，带斑点，有皱纹的香蕉口感更好。买回之后常温放置在阴凉的地方，从有斑点的开始吃。

❀ 食用建议

香蕉性寒，过量食用会对胃功能造成损害，尤其是体质属虚寒的人更不宜食用香蕉；香蕉中钾盐含量较高，肾炎患者不宜过量食用，否则就会加重病情；香蕉可清热润肠，促进肠胃蠕动，但脾虚泄泻者不宜食用。

❀ 烹饪提示

香蕉含有较多的淀粉，除了直接食用，还可剥了皮之后切段，在香蕉表面蘸一层糖浆，再用油炸。

7. 最佳时令水果：石榴

> 适用量：每日40克为宜。
>
> 热量：约2637焦/克。
>
> 性味归经：性温，味甘、酸、涩。归肺、肾、大肠经。
>
> 食疗功效：石榴具有生津止渴、涩肠止泻、杀虫止痢的功效。富含石榴酸等多种有机酸，能帮助消化吸收，增进食欲。

石榴中含有丰富的维生素C，而维生素C可以保护细胞，提高人体的免疫力，而且维生素C能促进铁的吸收，可以预防老年人缺铁性贫血。

❖ 选购保存

购买石榴时，选大小适中，硬实饱满，表皮色泽光亮平滑（有少许黑斑不影响石榴的口感）的。同样大小的石榴，买重一点儿的，水分足、果肉多。石榴只需装入保鲜袋放进冰箱冷藏即可。

❖ 食用建议

老年人、儿童、发热者、口舌干燥者、慢性腹泻者、大便溏薄者、肠滑久痢者、酒醉烦渴者和患扁桃体炎者适宜食用。不适合便秘者、尿道炎患者、糖尿病患者、实热积滞者食用。

❖ 烹饪提示

石榴剥取果粒后倒入榨汁机，再倒入适量的水，可榨成石榴汁。

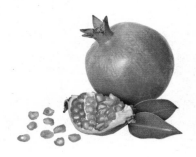

8. 最佳时令谷物：芋头

> **适用量：** 每次200克为宜。
>
> **热量：** 约3181焦/克。
>
> **性味归经：** 性平，味甘。归胃、大肠经。
>
> **食疗功效：** 芋头具有益胃、通便、补中、益肝肾、消肿止痛、调节中气、化痰、填精益髓等功效，对肿块、痰核、便秘等症有食疗作用。

芋头富含蛋白质、钙、磷、铁、钾、镁、钠、胡萝卜素、维生素C、B族维生素、皂角苷等营养物质。

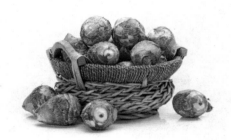

❀ 选购保存

以个头端正，表皮没有伤痕、斑点、干枯、收缩、硬化和霉变腐烂，须根少而粘有湿泥的芋头为佳。芋头越粉口感越好，同样个头的芋头要选轻一点儿的。如果是已经削好皮的芋头，需尽快吃完。带皮的芋头可以放在室内通风处保存。

❀ 烹饪提示

芋头的黏液中含有一种复杂的化合物，遇热会被分解，这种物质对机体有治疗作用，但对皮肤黏膜有很强的刺激。因此，在剥洗芋头时最好戴手套，避免手部皮肤发痒。

❀ 食用建议

生芋头有小毒，食时必须煮熟透。芋头含有较多的淀粉，不宜食用过多，一次吃得过多会导致腹胀。

9. 最佳时令干果：榛子

> **适用量：**每日30克左右为宜。
>
> **热量：**约22687焦/克（干品）。
>
> **性味归经：**性平，味甘。归脾、胃、肾经。
>
> **食疗功效：**榛子能补脾益气、保护视力、延缓衰老、防治血管硬化、
> 润泽肌肤。

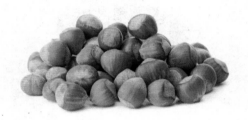

榛子富含的维生素E，能有效延缓衰老，防治血管硬化，润泽肌肤；榛子还富含钙、磷、铁等多种矿物质成分，老年人经常食用有助于增强身体抵抗力。

❀ 选购保存

好的榛子果仁丰满，壳薄白净，大小适中，仁衣色泽黄白，干燥，含油量高。榛子要存放在低温、低氧、干燥、避光的地方，建议密封之后存于冰箱冷藏。

❀ 食用建议

榛子含有丰富的油脂，胆功能严重不良者应慎食；榛子的嘌呤含量较高，痛风患者不宜食用；另外，榛子的膳食纤维含量也较高，因此糖尿病患者也不宜食用。

❀ 烹饪提示

榛子常用作巧克力、蛋糕的配料，也可用于各种食疗汤中。

10. 十二月养生食疗方

沙参猪肺煲

功效： 本品有滋阴补气、润肺止咳的功效，能增强患者体质。

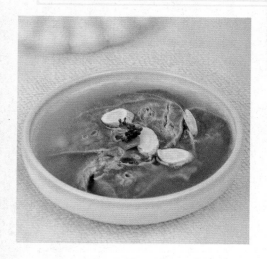

材料： 沙参片12克，猪肺300克，食用油适量，精盐6克。

做法：

① 将猪肺洗净，切块，入沸水中汆去血水。

② 沙参片洗净备用。

③ 净锅上火，加适量油，倒入水，调入精盐，水开后下入猪肺、沙参片煲至熟即可。

安神茶

功效： 本品具有养心安神的功效，对失眠多梦、头痛头昏等症有食疗作用。

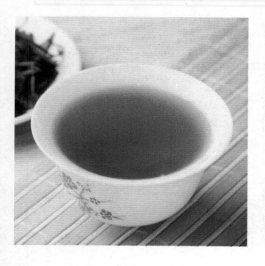

材料： 五味子、刘寄奴各适量。

做法：

① 将五味子、刘寄奴洗净后放进杯内。

② 往杯子内加入适量沸水。

③ 闷泡15分钟，静置放凉后即可饮用。

黄芪红茶

功效： 本品具有润肺生津之功效，对脾胃虚弱、自汗盗汗等症有食疗作用。

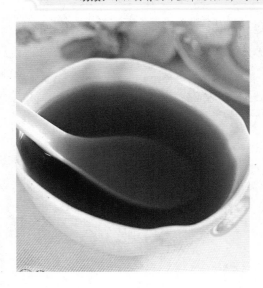

材料： 黄芪15克，红茶1包，蜂蜜1匙。

做法：

① 黄芪洗净备用。

② 将黄芪放入锅中，加入适量水，煮至沸腾后继续煮5分钟即可关火。

③ 将黄芪汁倒入杯中，去渣，再加入红茶包，闷5分钟左右，调入蜂蜜即可饮用。

牛膝蔬菜鱼丸

功效： 本品具有补肝肾的功效，对腰膝骨痛、四肢痉挛等症有食疗作用。

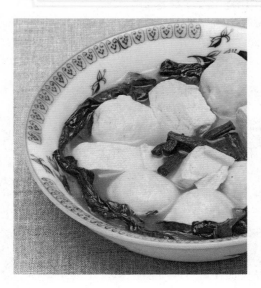

材料： 牛膝15克，鱼丸300克，白菜、豆腐各适量。

做法：

① 将牛膝洗净，加2杯水，用小火煮至剩1杯水，滤渣备用。豆腐洗净切块，白菜洗净，备用。

② 锅中加5杯水，先将鱼丸煮至将熟，再放入白菜、豆腐煮熟，大约3分钟后加入牛膝汁略煮。

③ 可依据个人口味适当添加调味料。

红花茶

功效：此茶有活血通经、保肝明目、清热消炎的功效。

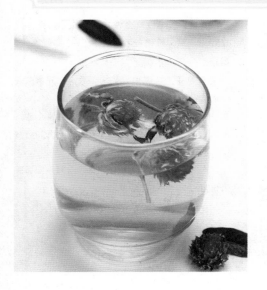

材料：红花10朵，冰糖15克。

做法：

① 将红花放入壶中，加适量水煎煮。

② 在水煮至原来的2/3时，转小火再焖一下。

③ 加入冰糖，至冰糖溶化后即可。

丹参首乌茶

功效：本品具有理气健脾的功效，对消化不良、腹胀等症有食疗作用。

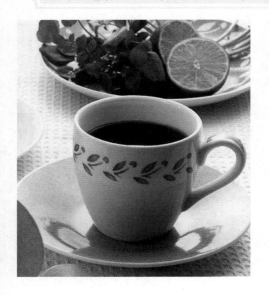

材料：丹参2克，陈皮1克，赤芍1克，何首乌1克。

做法：

① 将丹参、陈皮、赤芍、何首乌洗净后用消毒纱布包起来。

② 把已经做好的药包放入装有500毫升开水的茶杯内。

③ 盖好杯盖，约5分钟后即可饮用。

老年人
食疗365

黑豆红枣猪皮汤

功效： 本品能补脾和胃、益气生津，对胃虚食少、脾弱便溏等症有食疗功效。

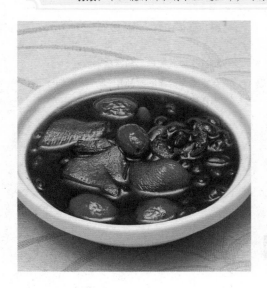

材料： 红枣10枚（去核），猪皮200克，黑豆50克，盐、味精各适量。

做法：

① 猪皮刮干净，或用火炙烤去毛，入开水汆烫捞出，待冷却之后切块。

② 黑豆、红枣分别用清水洗净，泡发半小时，放入砂煲里，加适量水，煲至豆烂，再加猪皮煲半小时，直到猪皮软化。

③ 加适量盐、味精，用勺子搅拌均匀，即可关火盛盘。

桂圆山药防风汤

功效： 此汤具有益心脾、补气血的功效，对虚劳、健忘等症有食疗作用。

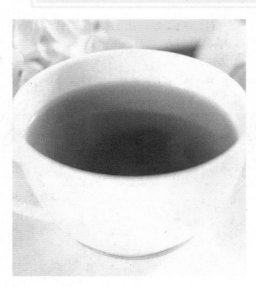

材料： 山药150克，防风10克，红枣6枚，桂圆肉100克，冰糖适量。

做法：

① 山药削皮洗净，切小块；红枣、防风、桂圆肉洗净。

② 煮锅内加3碗水煮开，加入山药煮沸，再下红枣和防风，待山药煮熟、红枣松软，加入桂圆肉，待桂圆的香味渗入汤中即可关火。

③ 根据个人口味加入适量冰糖调味即可。